U0004214

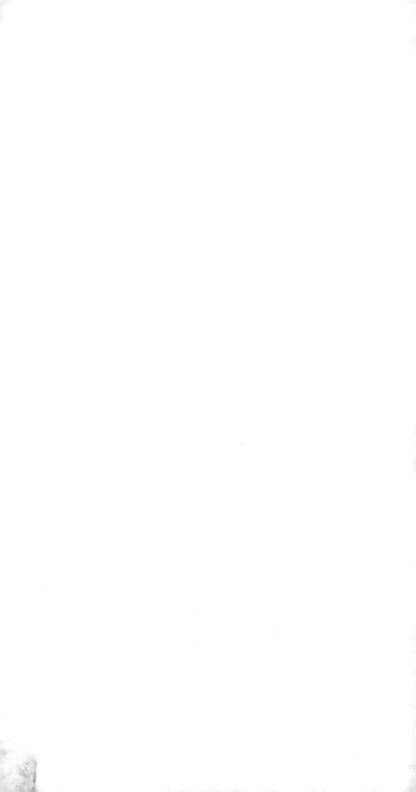

# 只是哭沒有用

人生無法隨心所欲，
但對抗疾病隨我高興

尹智會　圖文
陳品芳　譯

## 【感動推薦】

借助作者之筆，我們何其榮幸能參與她曾走過的一小段路，

從中體驗成為病人之後的心路歷程，

有辛苦、有珍惜；有掙扎、有悲歡。

我想謝謝作者的努力與意志，

讓我們在閱讀本書之際，默默地被療癒，

並找到自己的小小力量。

——臨床心理師　蘇益賢

常常不小心陷入低潮漩渦裡的我們，

啊，我就是那個最倒楣的人。

啊，為什麼什麼事都針對我呢？

啊，我好不幸福。

但其實擁有健康的身體、家人、朋友，

就是世界上最幸福快樂的事了。

有多少人，想繼續完成夢想但沒辦法，

有多少人，被宣判生命剩沒多少時間，必須開始倒數著……

這本書，讓我開始省思，

或許那些對我們來說平凡到不行的事情，

對有些人來說是多麼羨慕的事情啊。

珍惜我們所擁有的一切吧！

——療癒系插畫家　Ning

# 目錄

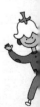

得知生病的事情後，我把所有精力用來搜尋治療紀錄和過程，努力去找誰發展到幾期還活著、接受了哪些治療，在大量資訊中，胃癌四期的治療案例仍屈指可數，反倒是那些我不想聽的事情一直折磨著我，即使買了很多本書來看還是一樣。

尤其開始化療，開始正式體會到這種痛苦之後，「到底要這樣痛苦到什麼時候」就成了我最關心的事情。

雖然透過抗癌社團獲得很多幫助，但每個人的副作

用都不一樣，所以這些資訊也不見得正確。

接受化療時，我首先想到的是要寫抗癌日記，希望可以幫助跟我一樣的人。

我想告訴他們，我度過怎樣的生活、如何度過這段時間、如何克服這些困難，希望可以帶給他們一點安慰。

本著這樣的心意，寫成了這本書。

經歷春、夏、秋、冬，春天又再次來到，

而我還活著！

# 3月

昨天還在跟不到兩歲的兒子玩耍，送他去
幼兒園後，還一邊工作一邊在想晚餐的小
菜，沒想到今天，死亡就來到身邊等著將
我帶走。

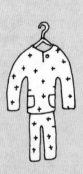

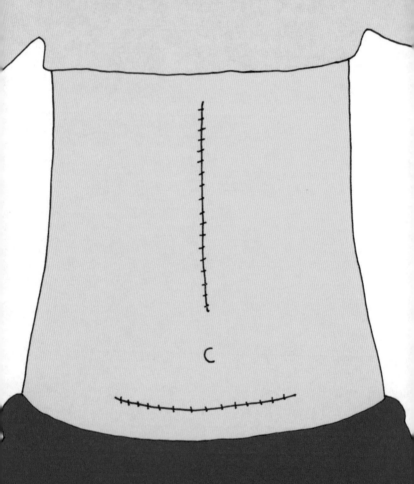

我的身上，有兩處傷痕。

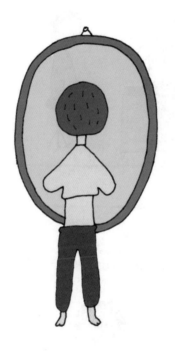

我是胃癌末期患者。

# 怎麼會是胃癌？

從來沒想過會是胃癌末期。
一開始從家附近的診所醫生那兒得知我罹患胃癌，
我也只是茫然地、若無其事地走出診所。

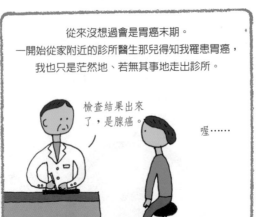

檢查結果出來了，是腺癌。

喔……

我腦袋一片空白，
什麼想法也沒有，
也不像連續劇那樣內心受到很大的衝擊。

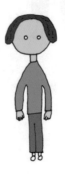

然後我急忙找了三間大醫院掛號，
找時間去看病。

最快可以看診的時
間是什麼時候呢？

第一間A醫院，
是診所醫師幫我預約的。

我評估是胃癌一期，不用擔心，
先預約時間來動手術吧。

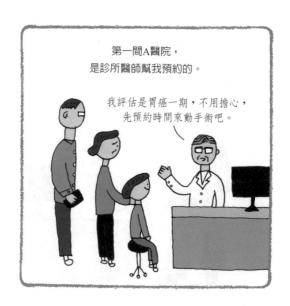

然後再去了知名但離家有點遠的B醫院。

嗯，從內視鏡情況來看，我評估是二期，詳細情況還是要看電腦斷層掃描結果。

最後是離家很近，也很多人推薦的C醫院。

只看內視鏡無法判斷真實的情況，但預約的人很多，所以得要等兩個半月左右才能再做精密檢查。

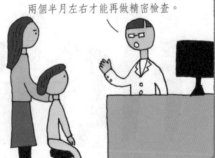

去了三間醫院之後陷入煩惱，
在眾人的推薦之下決定在B醫院動手術，
並做了電腦斷層掃描。

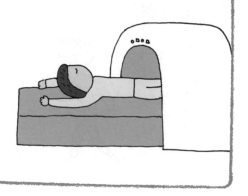

從電腦斷層掃描結果來看應該至少是三期，
您得接受化療……

那最快什麼時候可以開始呢？

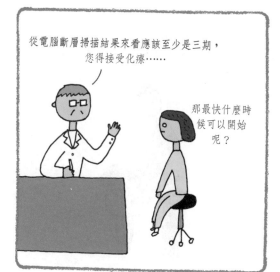

約好手術日期後離開診間，
我的眼淚流了出來。

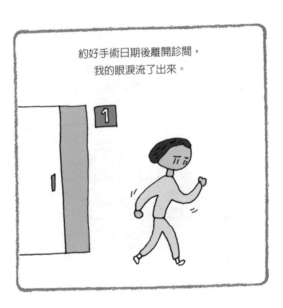

我在醫院走廊上大哭，
不知道以後還會有多少讓我驚訝的事。

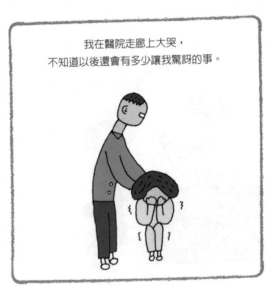

# 好害怕

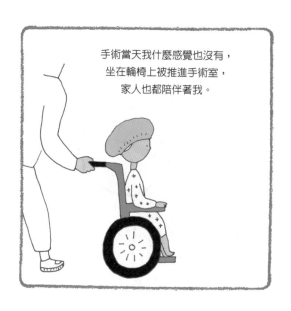

手術當天我什麼感覺也沒有，
坐在輪椅上被推進手術室，
家人也都陪伴著我。

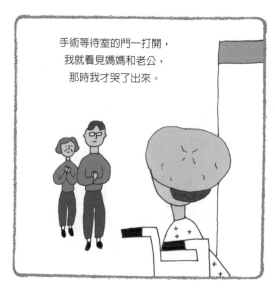

手術等待室的門一打開，
我就看見媽媽和老公，
那時我才哭了出來。

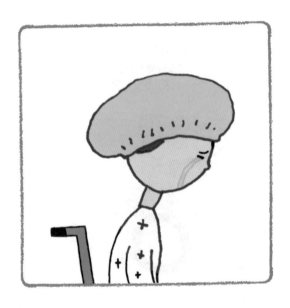

那時，一位已經在旁邊等候的阿姨安慰我
說：「我是第二次動手術了，
要感激妳還有動手術的機會。」

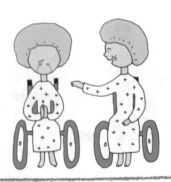

我好不容易擦乾了眼淚，

那位阿姨就先進去動手術了，

我們以眼神為彼此加油。

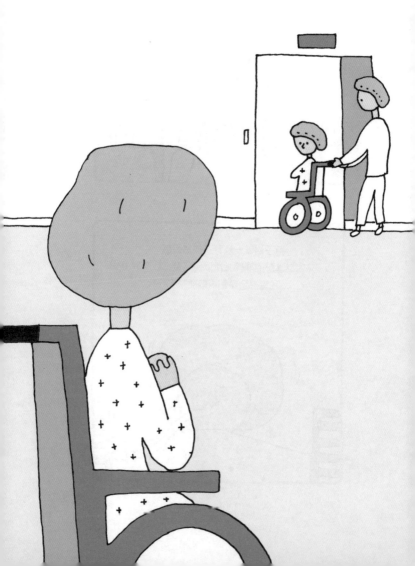

## 不會，不會

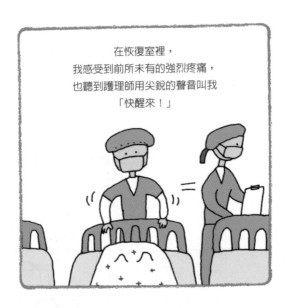

在恢復室裡，
我感受到前所未有的強烈疼痛，
也聽到護理師用尖銳的聲音叫我
「快醒來！」

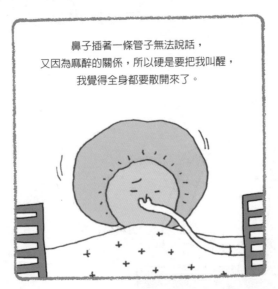

鼻子插著一條管子無法說話，
又因為麻醉的關係，所以硬是要把我叫醒，
我覺得全身都要散開來了。

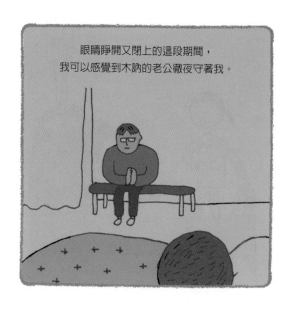

眼睛睜開又閉上的這段期間，
我可以感覺到木訥的老公徹夜守著我。

「老公，我會死嗎？」

「不會。」

「醫生不是說是四期嗎？」

「沒關係。」

「老公，我會死嗎？」

「不會。」

我們就這樣徹夜未眠。

## 面對結果的姿態

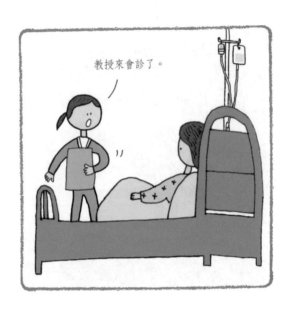

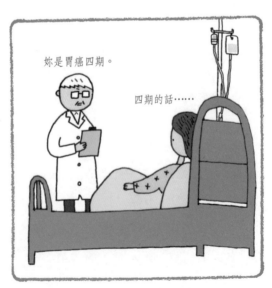

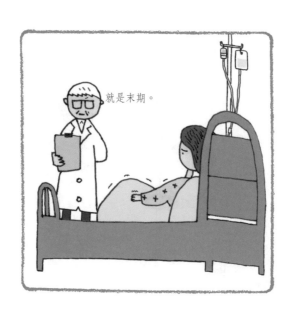

就是末期。

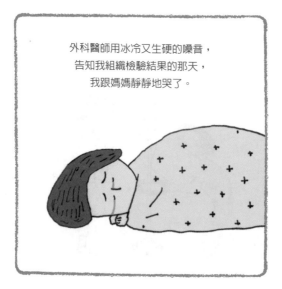

外科醫師用冰冷又生硬的嗓音，
告知我組織檢驗結果的那天，
我跟媽媽靜靜地哭了。

# 我是愛哭鬼

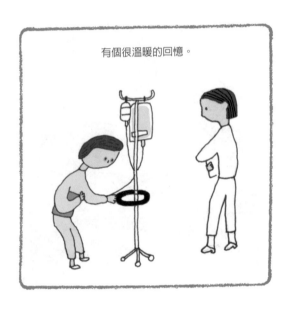

有個很溫暖的回憶。

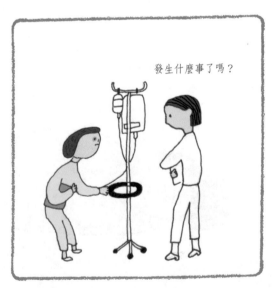

發生什麼事了嗎？

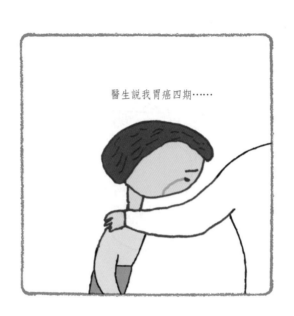

醫生說我胃癌四期……

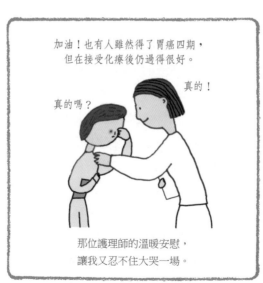

加油！也有人雖然得了胃癌四期，
但在接受化療後仍過得很好。

真的！

真的嗎？

那位護理師的溫暖安慰，
讓我又忍不住大哭一場。

# 百分之七

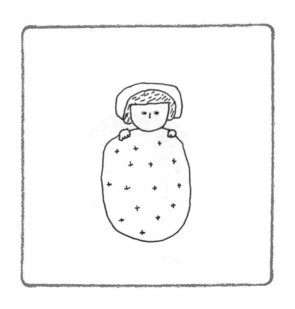

我還剩下什麼呢?

胃癌四期一年的存活率是多少?

據說五年存活率是7%,

那麼我在五年內死掉的機率就是93%。

大多數的人都是在做化療期間惡化,

甚至是動完手術依然復發、轉移,

在痛苦中死去。

平均壽命大約只有一年,

那我應該也只能爭取到一年吧?

**永遠撕不掉將死之人的標籤。**

# 日常生活成為過去

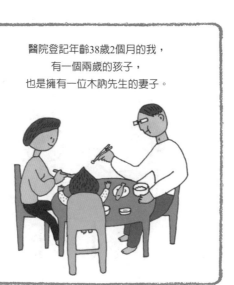

醫院登記年齡38歲2個月的我,
有一個兩歲的孩子,
也是擁有一位木訥先生的妻子。

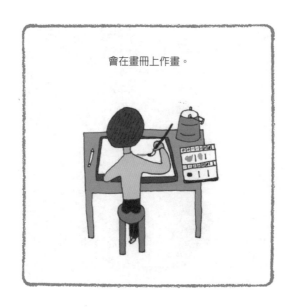

會在畫冊上作畫。

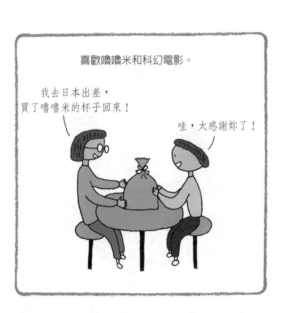

喜歡嚕嚕米和科幻電影。

我去日本出差，
買了嚕嚕米的杯子回來！

哇，太感謝妳了！

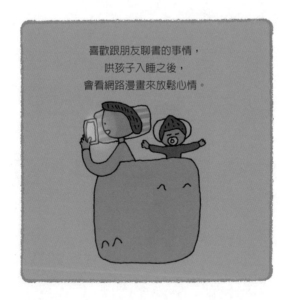

喜歡跟朋友聊書的事情，
哄孩子入睡之後，
會看網路漫畫來放鬆心情。

不敢看驚悚片、恐怖片，
也超級討厭虐待動物跟購物。

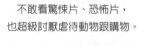

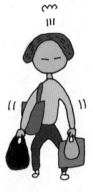

我本來是個過著平凡生活的女人。

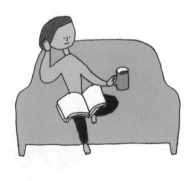

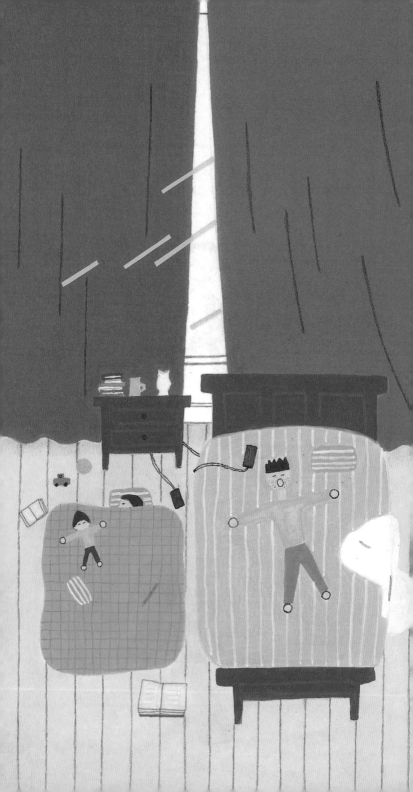

# 若無其事

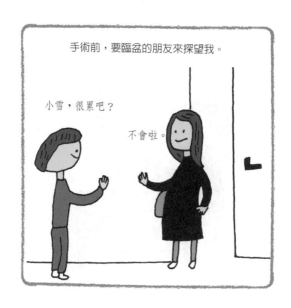

手術前，要臨盆的朋友來探望我。

小雪，很累吧？

不會啦。

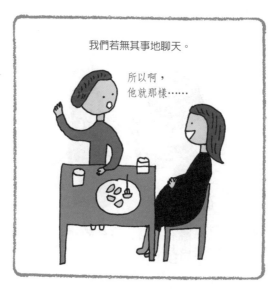

我們若無其事地聊天。

所以啊，
他就那樣……

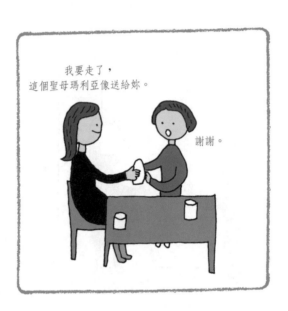

我要走了，
這個聖母瑪利亞像送給妳。

謝謝。

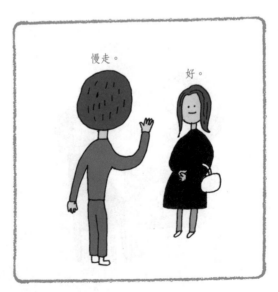

慢走。

好。

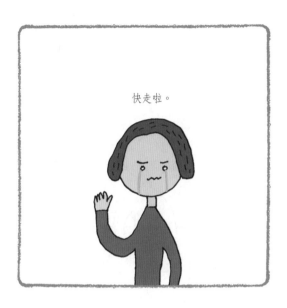

快走啦。

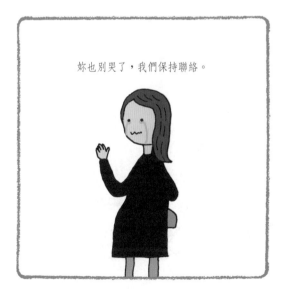

妳也別哭了，我們保持聯絡。

# 喝水

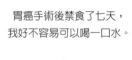

胃癌手術後禁食了七天，
我好不容易可以喝一口水。

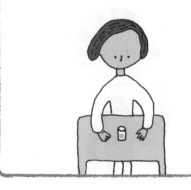

因為切除了胃，
所以必須將50毫升的水分成20分鐘慢慢喝完。

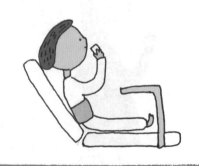

然後花20分鐘斜靠在床上。

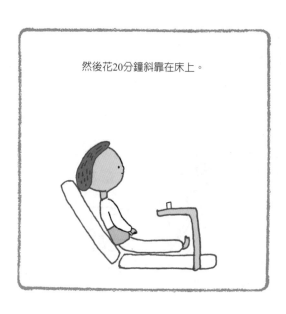

接著起來走了20分鐘。

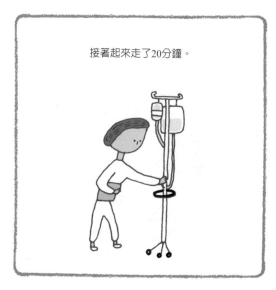

兩小時後，
又花了20分鐘慢慢喝完50毫升的水。

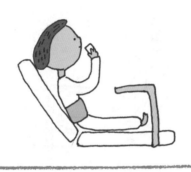

斜靠在床上20分鐘。

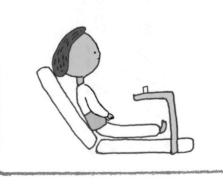

走路20分鐘。

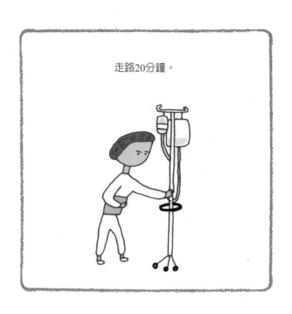

原來，

咕嚕咕嚕把水喝完，

也不是每個人都能做到的事。

一天

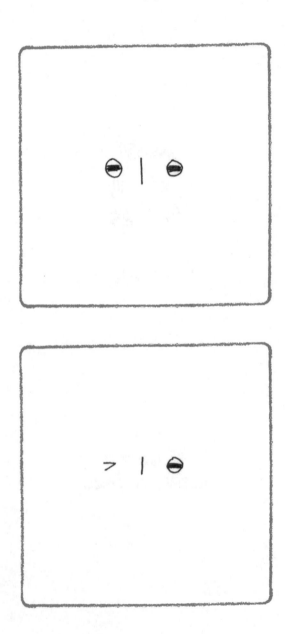

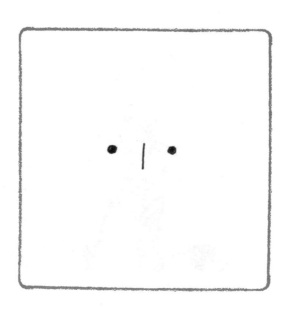

今天也活得好好的！

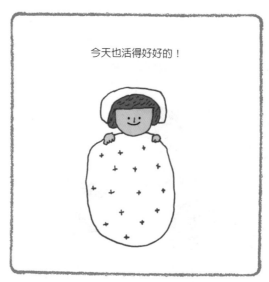

# 錯覺

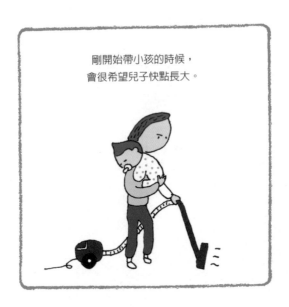

剛開始帶小孩的時候，
會很希望兒子快點長大。

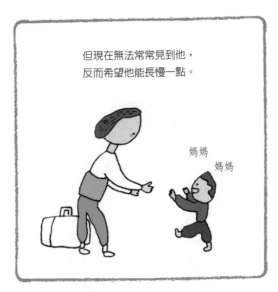

但現在無法常常見到他，
反而希望他能長慢一點。

媽媽
媽媽

我相信那些寶貴的時光將會是永遠的回憶，
為什麼我直到現在才明白呢？

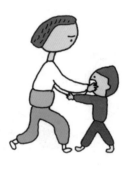

乖兒子，媽媽對不起你，
我愛你。

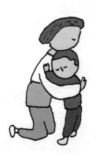

# 手術完之後

出院之後我住到娘家。
手術後傷口一直非常疼痛，
即使吃麻醉藥品止痛劑，
也完全沒有用。

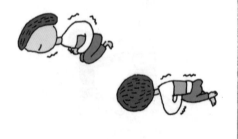

我好不容易睡著，
媽媽卻因為擔心我徹夜沒睡。

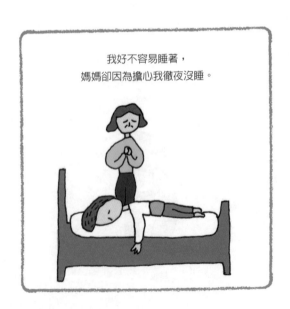

老公，昨天我痛到覺得好像
有人用刀在刺我的肚子。

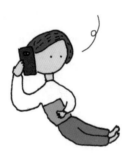

那是當然的，
人家用刀把妳的胃切掉了耶。

啊……我的疑問好像獲得解答，
但又好像有哪裡怪怪的。

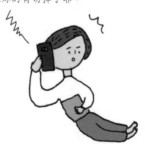

# 3月的日記

簽完手術同意書、手術確認書、確認是本
人、聽完注意事項之後，就進入手術室了。
就像電視上看到的那樣，在一個滿是照明燈
光的地方，擺著一張藍色的床，我自己躺了
上去，接著麻醉科醫師就來跟我說話。

3

2

1

然後我就失去意識了。


「尹智會女士，快起來！」
「尹智會女士，快起來，妳不能睡著！」

我感受到前所未有的痛苦。

我無可奈何，只能任憑護理師用粗魯的口氣把我叫醒。

我沒睜開眼，但好不容易才擠出一句話：

「好痛。」

可是因為鼻胃管，使得我沒辦法發出聲音。

只能繼續：

「好痛。」

「好痛。」

這樣說著，但他們卻聽不見，我只聞到消毒水的味道。


就這樣……我重生了。

# 4 月

進到我身體裡的藥物，

會讓身體痊癒嗎？

還是會讓我的身體更痛苦呢？

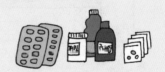

# 想要親切

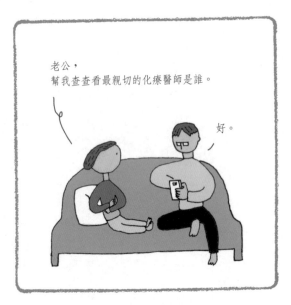

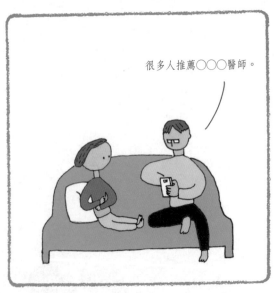

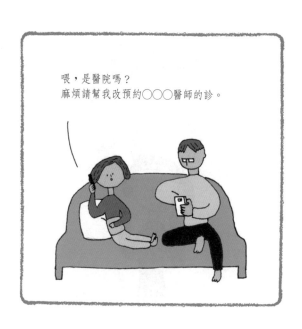

我再也……

不想受傷了。

## 究竟什麼是什麼

知己知彼，百戰百勝！
化療之前，
我們全家人一起針對未來的治療做了很多功課。

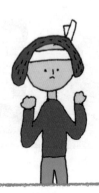

人家說應該要趁著開始化療前還有體力的時候，
到日本接受NK細胞治療比較好，
還有……還有……

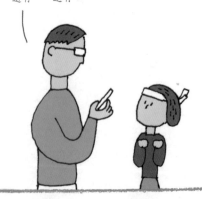

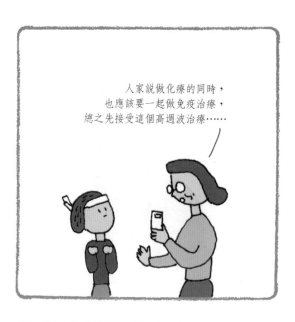

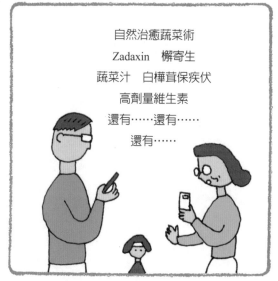

頭好痛，
我都還不知道化療要做些什麼……哎呀，
不管了啦。

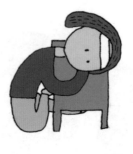

# 媽媽的禮物

手術完後到做化療之前，大約有一個多月的時間，
但因為疼痛的關係，我大多時間都待在家裡。

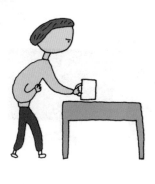

叮咚

叮咚

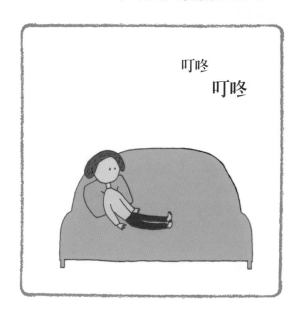

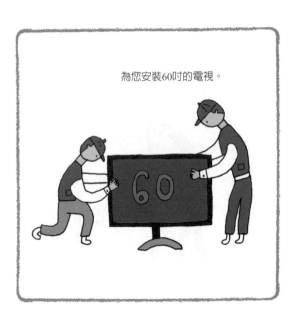

為您安裝60吋的電視。

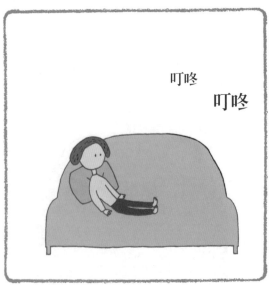

叮咚

叮咚

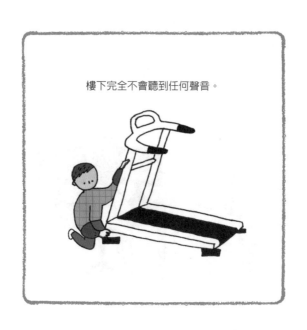

樓下完全不會聽到任何聲音。

為了整天待在家
而覺得很悶的女兒，
媽媽送了最新型的電視和跑步機來。

謝謝妳，媽。

## 既然都好了

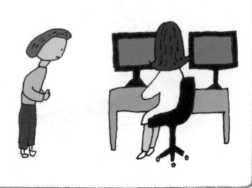

化療開始的那天,
我帶著一張如槁木死灰般的臉進到診間。

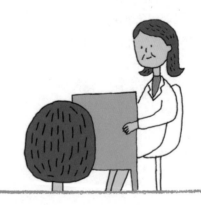

醫生帶著爽朗的笑容跟我說明化療的內容,
並開了鉑瑞停注射劑與截瘤達口服藥給我,
然後⋯⋯

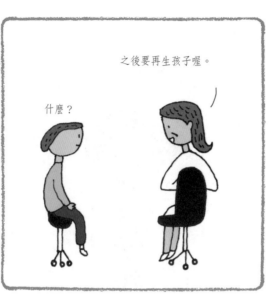

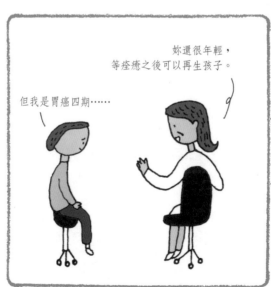

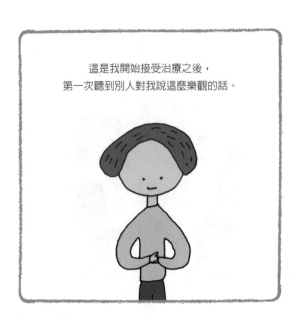

這是我開始接受治療之後，
第一次聽到別人對我說這麼樂觀的話。

痊癒這句話，
對我來說究竟有什麼意義？

# 愛的禱告

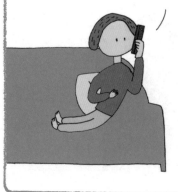

我是奶奶，
身體怎麼樣了？
奶奶今天很認真地向耶穌禱告了喔。

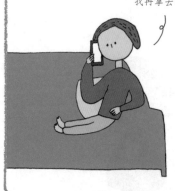

今天我去教堂，
買了要給妳的聖母瑪利亞像，
我再拿去給妳。

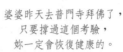

婆婆昨天去普門寺拜佛了，
只要撐過這個考驗，
妳一定會恢復健康的。

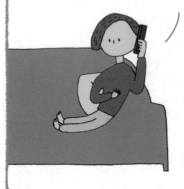

真的非常非常感謝大家，
以聖父、聖子與聖靈之名，
南無阿彌陀佛觀世音菩薩，
阿門。

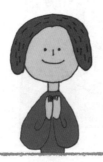

# 可怕的藥

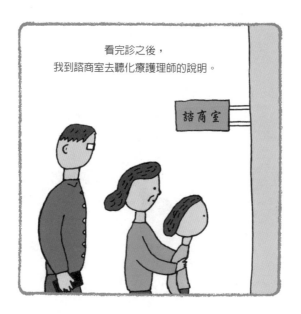

看完診之後，
我到諮商室去聽化療護理師的說明。

諮商室

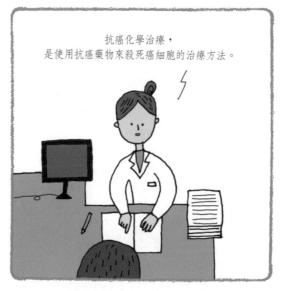

抗癌化學治療，
是使用抗癌藥物來殺死癌細胞的治療方法。

副作用有

口腔炎、腹瀉、便祕、噁心、嘔吐、
骨髓功能低下、肝功能低下、惡寒、
腎臟功能低下、出血、貧血、掉髮、
白血球減少與感染……

等等等……等等等……

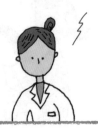

接受注射之後，請到外面的藥局去買藥，
餐後服用，每次必須間隔12小時。
抗癌藥物絕對不能用手碰觸，
藥物的外包裝也一定要帶回醫院來，
吃飯的時候餐具請使用木製或是塑膠製的，
還有……
還有……
還有……
還有……

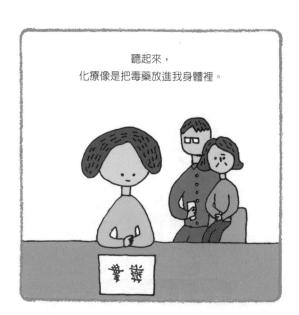

聽起來，
化療像是把毒藥放進我身體裡。

噠咿⋯⋯答⋯⋯

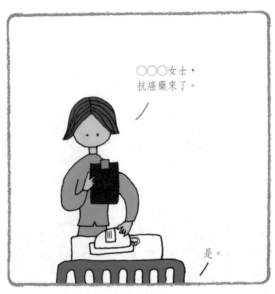

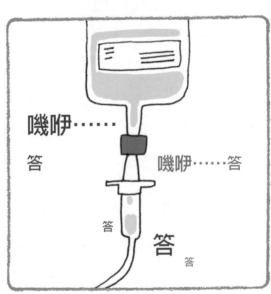

藥滴落的聲音，消毒藥水的味道，
藥物進入我體內的感覺……
百感交集。

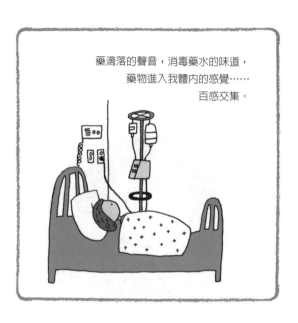

打完藥之後，走出醫院的那一刻，
一陣風迎面吹來。

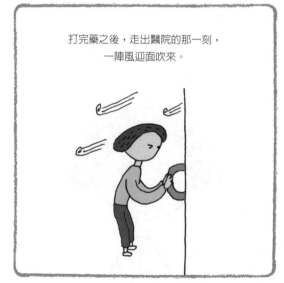

我的眼睛閉上了。

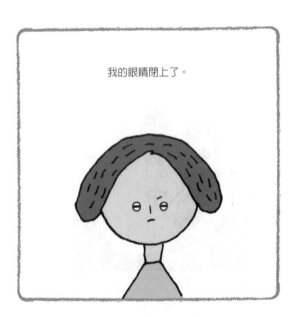

喉嚨也沒了聲音。

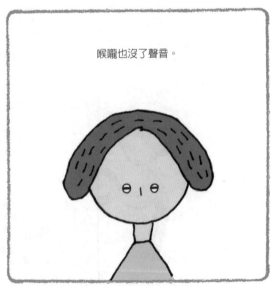

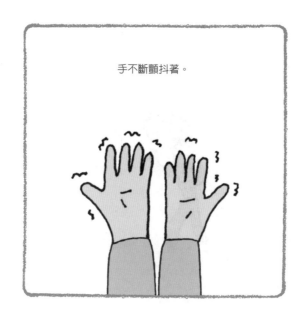

手不斷顫抖著。

現在才是眞正的**開始**。

# 救救我

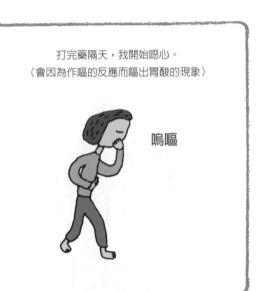

打完藥隔天，我開始噁心。
（會因為作嘔的反應而嘔出胃酸的現象）

嗚嘔

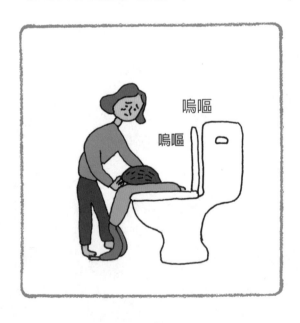

嗚嘔

嗚嘔

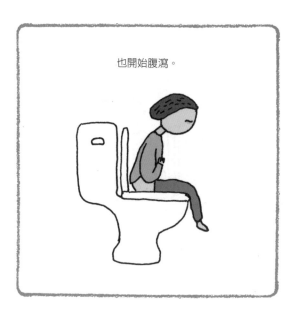

也開始腹瀉。

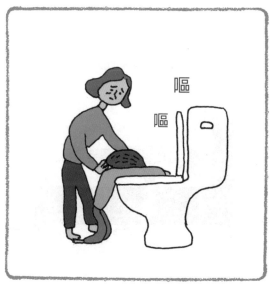

嘔

嘔

呃……嗚

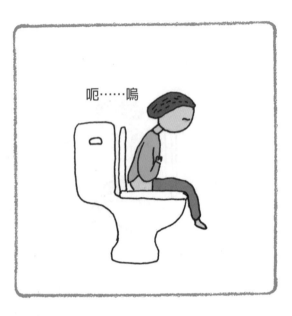

徹夜嘔吐、腹瀉、嘔吐、腹瀉，
讓我全身癱軟。

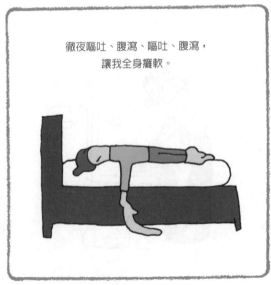

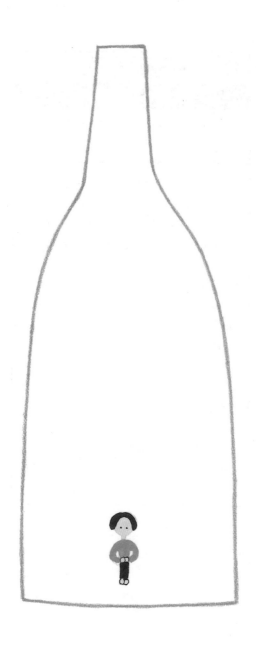

# 連動動手指的力氣都沒有

⌂　🔒 https://m.cafe.

## 抗癌社團

### 請給我一些化療的建議。

👤　瓷瓶　2018.4.28　　　⋮

大家好，我是一位母親，剛做完胃癌四期的手術，現在在接受鉑瑞停注射劑與截瘤達口服藥等第二階段癌症藥物治療。第一次的化療結束之後，難過了大概五天，然後就能繼續正常生活了。

但在展開二次化療，接受注射後開始覺得很不舒服，將近一個星期都吃不下東西，還會嚴重嘔吐，嘔吐、腹瀉的症狀持續，昨天甚至還去掛急診。

這甚至讓我覺得死了還比較輕鬆。

醫生說這不是很強的抗癌藥，有人跟我一樣在做化療時也這麼痛苦嗎？

很擔心再這樣下去我會先餓死。

也不知道該怎麼撐過未來漫長的療程。

請大家給我一點意見，每次的療程都會這麼難過嗎？

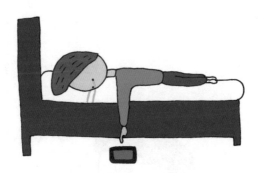

## 打噴嚏，不是誰都能辦到的事

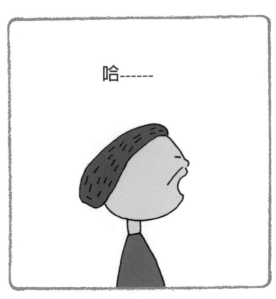

哈------

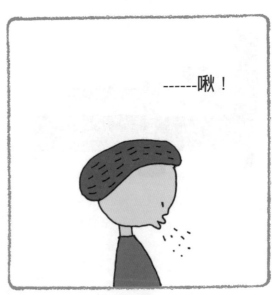

------啾！

哇，我打噴嚏了，
但完全不會痛耶。

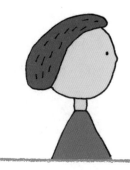

因為打噴嚏時會牽動到肚子上的手術傷口，
所以根本沒辦法隨意打噴嚏，
也沒辦法笑……看來我的傷口在慢慢復原中。

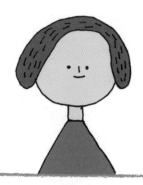

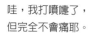

# 4月的日記

鉑瑞停，鉑瑞停，鉑瑞停⋯⋯
光聽到「鉑瑞停」這幾個字，都會讓我感到噁心。
雖然鉑瑞停是一種注射劑，但一想到還要搭配截瘤達這種口服藥，就讓我覺得宛如置身地獄。
也深刻感受到「人真的可以一夜之間就被打倒」。
無法擺脫這股絕望，肉體的痛苦分分秒秒折磨著我，讓我深刻感受到，我是非常脆弱的存在。

手術後一整個月，我總會下意識側躺，這樣呼吸會變得比較順暢。
側躺竟然可以讓呼吸比較順暢⋯⋯
真是太令人感激了。

家門前令人喜愛的櫻花開了。

我跟老公一起去了貞陵。

前天做了化療，讓我感到焦躁不安，但媽媽建議我去散個步，於是我便鼓起勇氣。

路上，老公去便利商店買了個飲料。

坐在公車站的我吐了兩次，一直乾嘔。

「原來這就是化療……」

本著雖然很辛苦，但都出來了，現在回去真的很可惜的心情，我們到了貞陵之後便躺在長椅上。

我枕著老公的腿欣賞天空，笑著閉上了一隻眼。


雖然難受，但鳥叫聲、花香味、風聲，仍是我無法放棄的事物。

# 5 月

我所能做的事情，

就只有在稍微清醒的時候，

切身體驗這種痛苦的感覺，

希望能夠擺脫這種痛苦……

每天當我要入睡時，

我總是懇切地祈禱著。

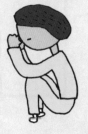

# 我媽媽

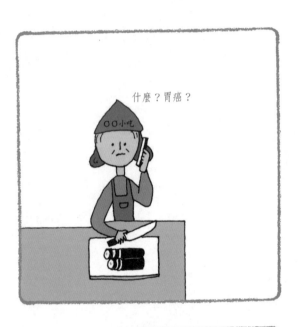

什麼？胃癌？

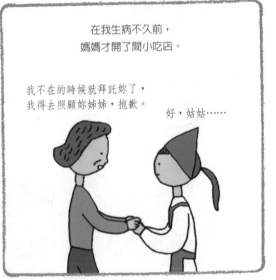

在我生病不久前，
媽媽才開了間小吃店。

我不在的時候就拜託妳了，
我得去照顧妳姊姊，抱歉。

好，姑姑……

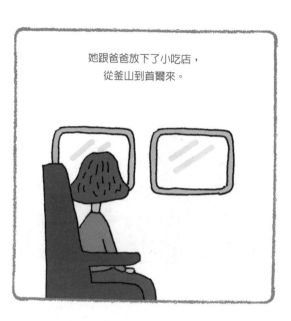

她跟爸爸放下了小吃店，
從釜山到首爾來。

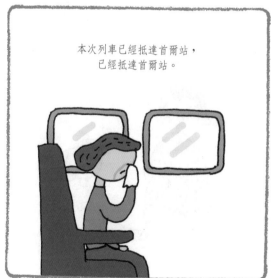

本次列車已經抵達首爾站，
已經抵達首爾站。

她上來之後沒有休息，
立刻開始準備東西給我吃。

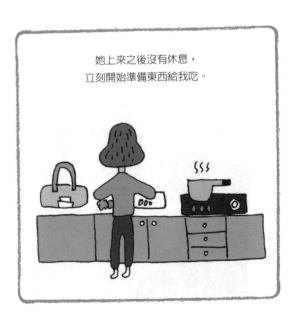

吃飯吧。

好。

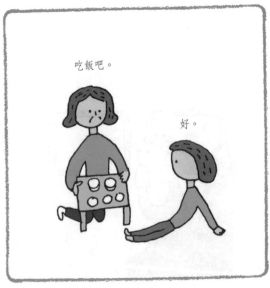

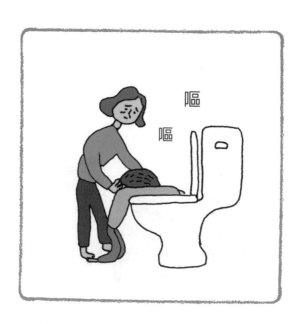

然後又繼續尋找我能吃的東西，
再一次準備飯菜給我。

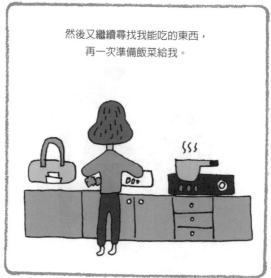

她一天會做好多不同的小菜，
真的很辛苦。

多少吃一點吧。

我吃不下了。

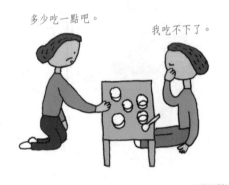

媽媽
媽媽

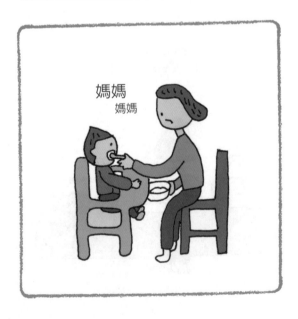

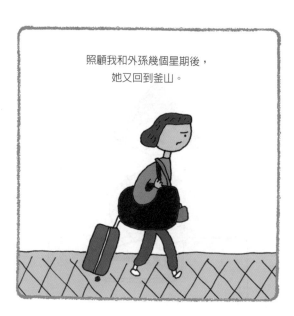

照顧我和外孫幾個星期後，
她又回到釜山。

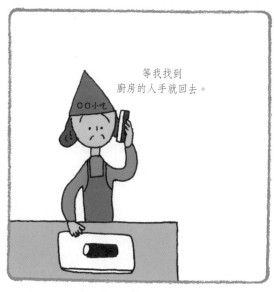

等我找到
廚房的人手就回去。

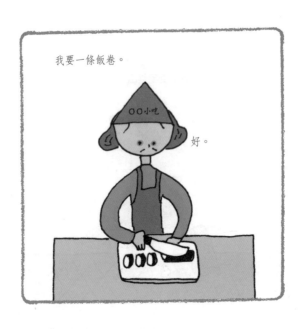

我要一條飯卷。

好。

就這樣全年無休，
往來於釜山跟首爾之間，
照顧了我整整一年。

# 願望清單

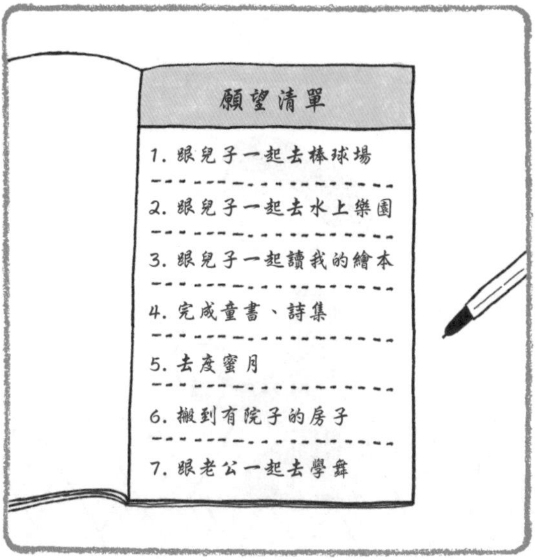

願望清單

1. 跟兒子一起去棒球場
2. 跟兒子一起去水上樂園
3. 跟兒子一起讀我的繪本
4. 完成童書、詩集
5. 去度蜜月
6. 搬到有院子的房子
7. 跟老公一起去學舞

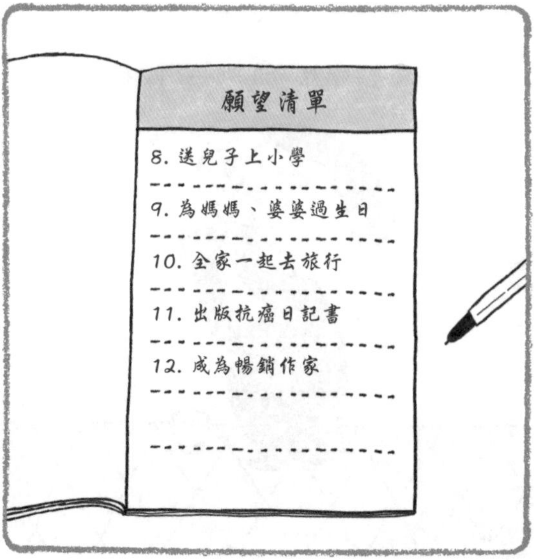

願望清單

8. 送兒子上小學
9. 為媽媽、婆婆過生日
10. 全家一起去旅行
11. 出版抗癌日記書
12. 成為暢銷作家

## 淚水浸濕的鍋巴

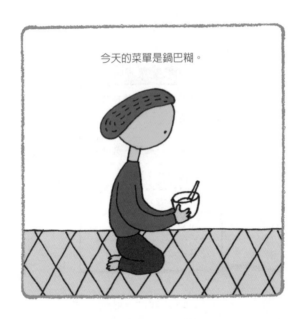

今天的菜單是鍋巴糊。

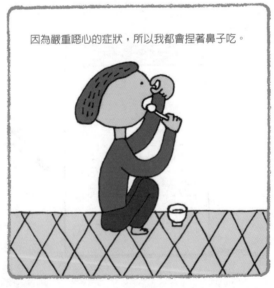

因為嚴重噁心的症狀,所以我都會捏著鼻子吃。

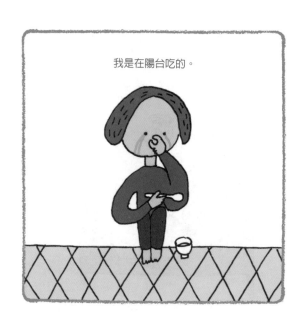

我是在陽台吃的。

不是「不想吃而不吃」，

而是因為要活下去，

必須硬逼自己吞下一些東西的**使命感**，

所以才憋著氣硬是把食物嚥下肚，

這種感覺……

就好像我犯下滔天大罪。

**好像在受罰……**

# 平安無事

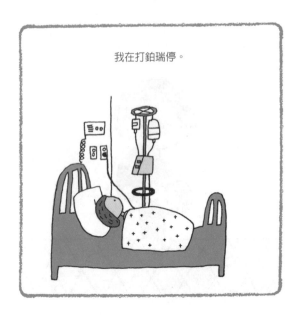

我在打鉑瑞停。

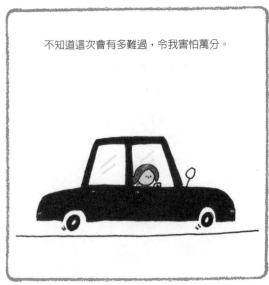

不知道這次會有多難過，令我害怕萬分。

我住進了一個禮拜要十萬多塊，
有傳統韓方也有西式醫療的醫院。

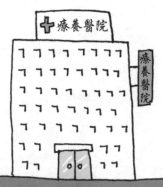

我就是行走的ATM，
但還是希望這些錢花下去能有效果。

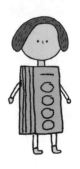

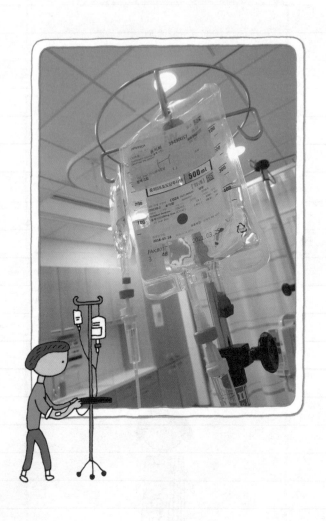

# 很不好

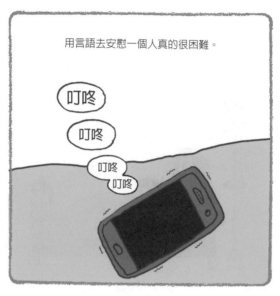

用言語去安慰一個人真的很困難。

叮咚

叮咚

叮咚
叮咚

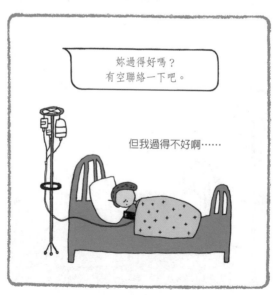

妳過得好嗎？
有空聯絡一下吧。

但我過得不好啊⋯⋯

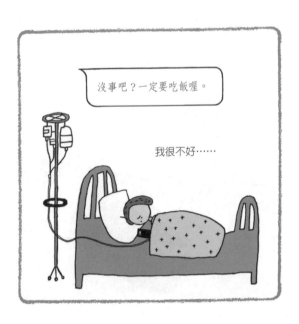

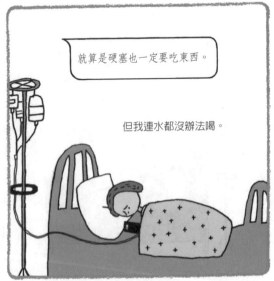

最開心的是，
無論是說什麼話、無論我有沒有回答，
這些人還是會一直傳訊息給我。

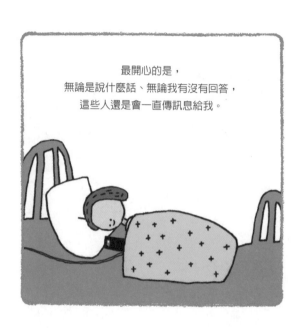

## 為我帶來力量的話

輕鬆但卻持
續不間斷的
問候訊息。

「不必加油也沒
關係。」

「我不能體會妳
的痛苦,真的很
抱歉。」

「謝謝妳告
訴我。」

「妳現在做得很
好,妳一直都很
努力。」

「雖然沒在妳身
邊,但我一直都
在為妳加油。」

## 偶爾讓我感到無力的話

傳教

「聽說胃癌不容
易好。」

(但病情比我嚴重的人說倒
是沒關係。)

「怎麼樣也要勉強自
己吃一點，這樣才有
力氣。」

(勉強自己還是吃不下去啊……)

「妳過得還好
吧？」

(其實過得不好……)

「現在癌症都不算
什麼了啦。」

(但對我來說是件大事……)

「癌症幾期很
重要嗎？」

(超重要好嗎……)

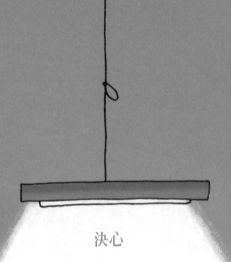

## 決心

等我戰勝病魔，
我絕對不會虛度任何一天的光陰。
我會幫助社會上的弱勢，
若有人需要我，我也會義不容辭。
我會感激地度過每一瞬間，
我一定會戰勝病魔。

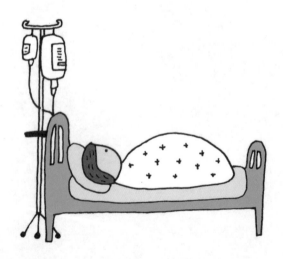

# 壞媽媽

我有時候會把兒子託給婆家照顧。

小寶，
叫「媽媽」，
「媽媽」。

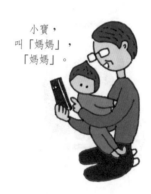

媽，帶孩子很累吧？

不會啦，妳不必擔心，
好好照顧身體。

小寶，叫「媽媽」，
「媽媽」。

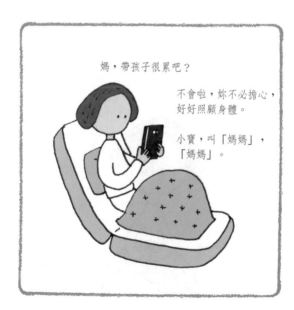

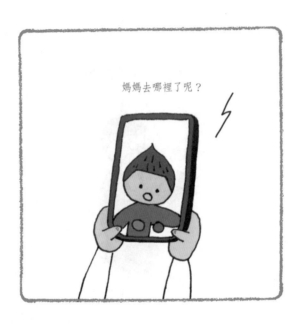

媽媽去哪裡了呢?

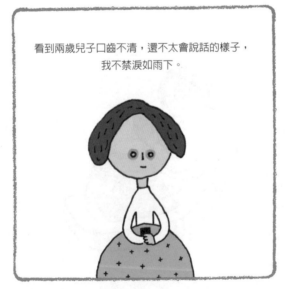

看到兩歲兒子口齒不清,還不太會說話的樣子,
我不禁淚如雨下。

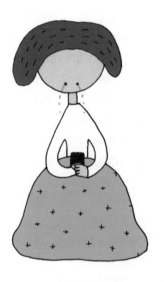

## 抗癌社團

# 今天真需要人安慰。

 瓷瓶　2018.5.20. 20:47

我是胃癌四期，癌細胞已經大幅轉移到腹膜的母親。一個星期前，因為化療太辛苦了，所以曾經來這裡貼文。可能是因為確診為胃癌四期給我的打擊太大，我真的沒辦法戰勝這種痛苦。化療很痛苦，我不知道自己撐不撐得下去，也因此哭了出來。上禮拜因為便祕、腹瀉，導致臀部長出膿腫，動了手術之後讓我現在不太能走路，這也讓我哭了。

看著我母親辛苦的樣子，還有不到兩歲的兒子去上幼兒園的身影，我就會因為「不知道能不能再見到他們」而忍不住大哭了起來。

我時不時就會哭，好像得了很嚴重的憂鬱症，現在已經在吃抗癌藥、抗生素還有安眠藥了，不知道吃這麼多藥，還能不能再吃抗憂鬱藥物呢？

下星期就是我兒子的兩歲生日，我還是得去做化療，真是令我害怕得想哭。有人跟我一樣嗎？

很抱歉，總是寫些憂鬱的文章。

## 堅強點吧

像一頭不被巨大聲響驚嚇的獅子，

像一縷不受網子束縛的風，

像一朵出淤泥而不染的蓮花，

像在曠野中獨自行走的犀牛，

獨自前行吧。

—節錄自巴利《經集》—

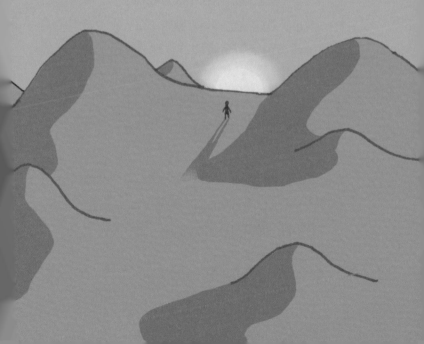

# 5月的日記

不吃安眠藥就睡不著，昨天也處在無法想睡就
睡的情況。

即使幸運入睡也會立刻醒來。

聽說安眠藥會產生抗藥性，真擔心每天這樣吃
會不會出問題。


「多吃點。」

「胃癌很容易好。」

「第幾期其實不代表什麼。」

你們根本什麼都不知道……

你們若是了解就連喝水腸子都會絞在一起、會
吐，坐也不是，站也不是，躺也不是，全身彷
彿要被撕裂的痛苦，應該不會輕易說出這些
話……

太可怕了。化療的過程中說要換藥，第二階段
癌症藥物的副作用也跟鉑瑞停和截瘤達一樣可
怕……

即使說服自己「不該去想」，但還是放不下這
些想法，再這樣下去肯定會精神衰弱。

我心中只剩下滿滿的怨恨。

什麼都不做也會流淚。

吃飯、看到兒子、看到花圃上的花開的樣子，
都會讓我流淚。媽可能是不忍心看我這個樣
子，所以把飯菜端來給我之後就進房間了。

雖然大腦一直告訴自己不能哭，但身體卻不聽
使喚。這樣的想法連我自己都覺得太過分，所
以去就詢問了家庭護理醫生的意見。

醫生要我一定要去接受精神科的會診，並為我
禱告。

「上帝，請帶走這份痛苦。」

「上帝，請帶走這份痛苦。」

雖然我沒有信仰，但那天的禱告卻成了我莫大
的依靠。


兒子的話越來越多了。

在動手術之前，他還只會說「草莓」「媽媽」
「爸爸」，但現在已經會說牛奶、小寶、水、
奶奶、媽媽、爸爸、不是、沒有、找到了、草
莓、時鐘、老師、車車、媽媽我還要、請給
我、好、保重、便便、好燙、這個、是什麼、
吐舌頭、走吧、餅乾……

我不在的時候，他真的長大很多。

# 6月

還能夠跟兒子一起慶生嗎？

兩歲、三歲……我想一直陪他到永遠。

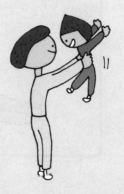

# 「慶尚道」男人

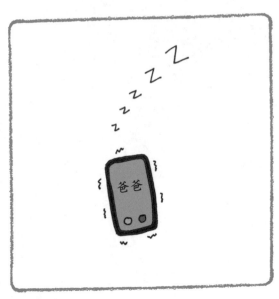

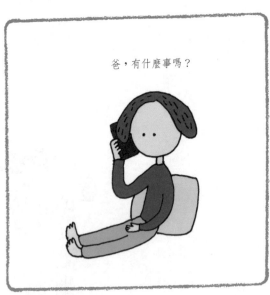

爸，有什麼事嗎？

聽到妳生病，爸爸都哭了。
身體怎麼樣了？

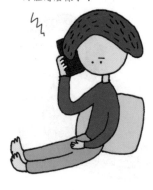

沒事，我會好起來的。

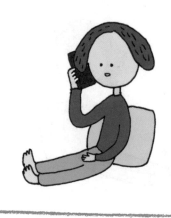

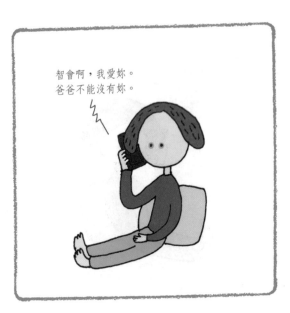

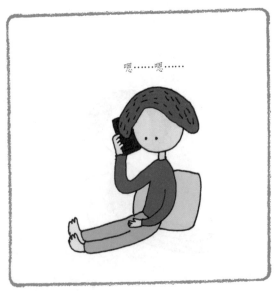

爸爸是典型的「慶尚道」男人，
就連我畢業典禮時他都不曾哭過，
雖然他多愁善感，但我跟他的關係一直不親。

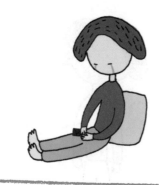

以後我要每天打電話給爸爸，

跟他說我愛他。

# 我的臉

雖然我的臉畫出來是這樣。

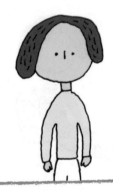

但其實因藥物的副作用，腫得像青蛙一樣。

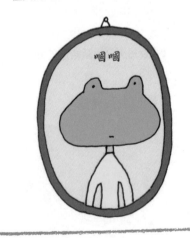

# 幸好

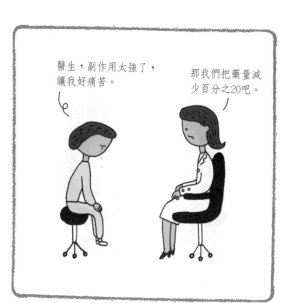

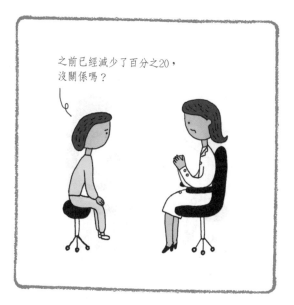

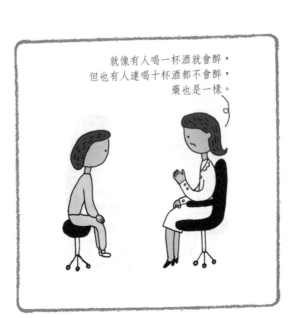

就像有人喝一杯酒就會醉，
但也有人連喝十杯酒都不會醉，
藥也是一樣。

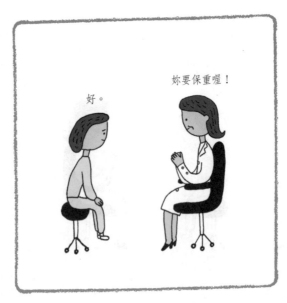

妳要保重喔！

好。

因為副作用太強，

所以很擔心要換成第二階段的癌症藥物，

但有這樣的結果真是太好了，

我暫時可以不必擔心掉髮了。

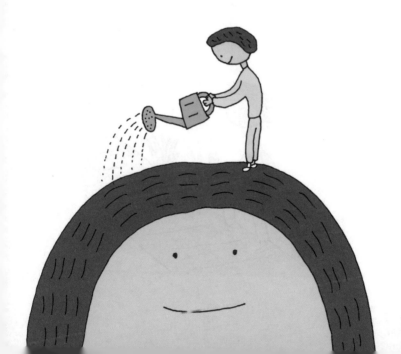

# 改變生活作息

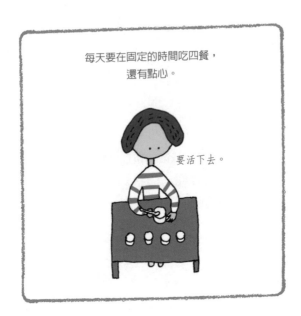

每天要在固定的時間吃四餐，
還有點心。

要活下去。

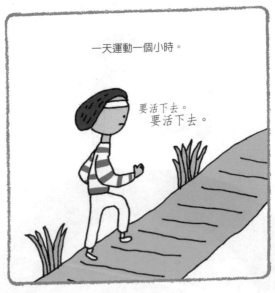

一天運動一個小時。

要活下去。
要活下去。

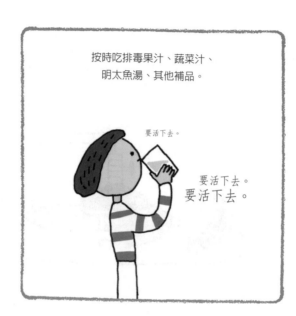

按時吃排毒果汁、蔬菜汁、
明太魚湯、其他補品。

要活下去。

要活下去。
要活下去。

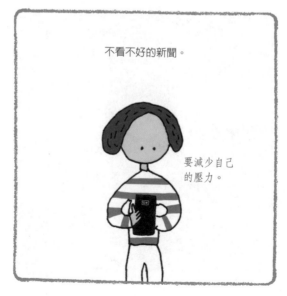

不看不好的新聞。

要減少自己
的壓力。

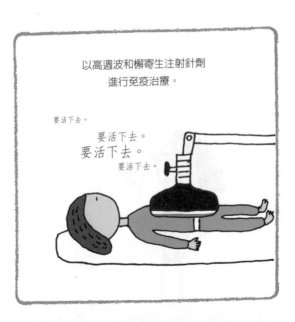

以高週波和槲寄生注射針劑
進行免疫治療。

要活下去。
要活下去。
要活下去。
要活下去。

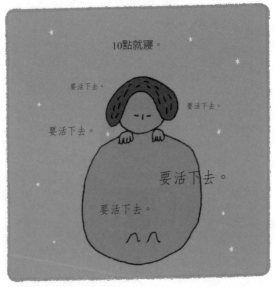

10點就寢。

要活下去。
要活下去。
要活下去。
要活下去。
要活下去。

要活下去。
我還有很多事情要做。

# 明年也可以嗎？

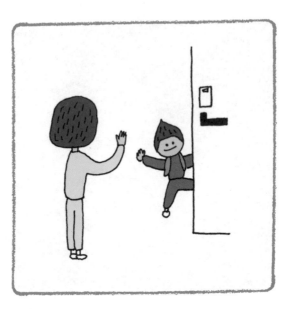

明年也可以看到玫瑰盛開嗎？

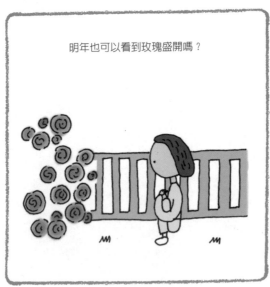

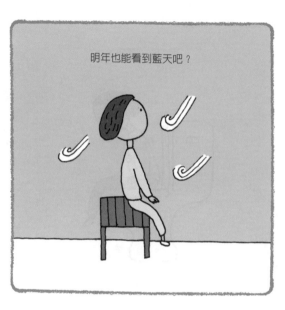

明年也能看到藍天吧？

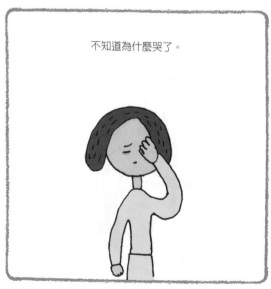

不知道為什麼哭了。

# 雪上加霜

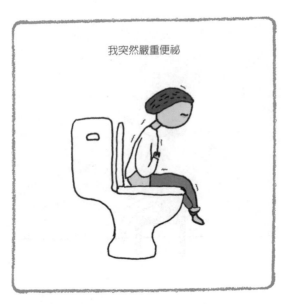

我突然嚴重便祕

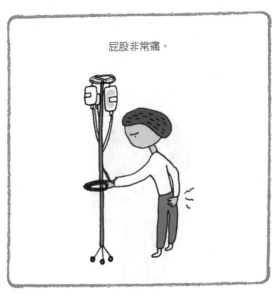

屁股非常痛。

於是立刻去肛門外科看診。

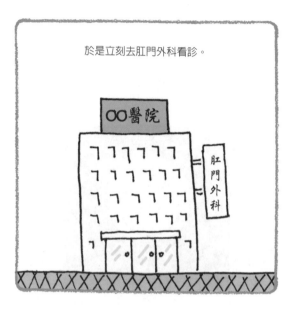

因為化療的藥物副作用太強，
讓妳長了急性膿瘡，
必須立刻動緊急手術。

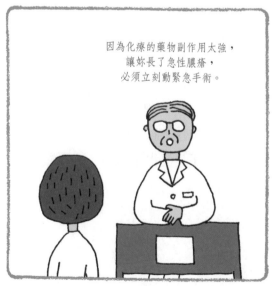

我餓了十天，完全沒有回話的力氣，
在躺上手術台之後便立刻失去了意識。

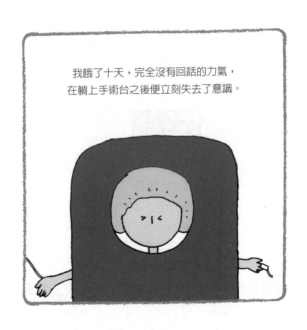

雖然很痛苦、很羞愧，

但最重要的是我非常擔心，

**自己是不是又得了另外一種癌症。**

# 兩歲

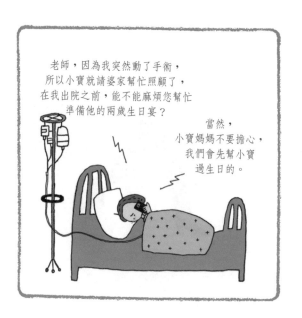

老師，因為我突然動了手術，
所以小寶就請婆家幫忙照顧了，
在我出院之前，能不能麻煩您幫忙
準備他的兩歲生日宴？

當然，
小寶媽媽不要擔心，
我們會先幫小寶
過生日的。

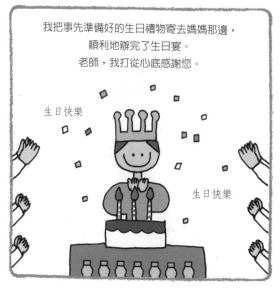

我把事先準備好的生日禮物寄去媽媽那邊，
順利地辦完了生日宴。
老師，我打從心底感謝您。

生日快樂

生日快樂

# 不是日常的日常

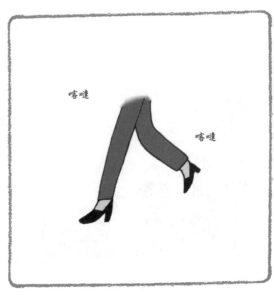

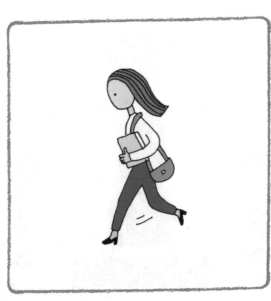

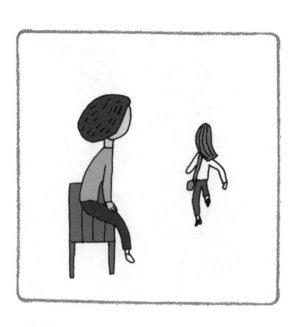

好羨慕，
可以跑，還可以穿高跟鞋，
更可以染頭髮⋯⋯

## 不安的時候

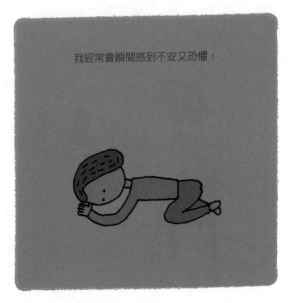

我經常會瞬間感到不安又恐懼。

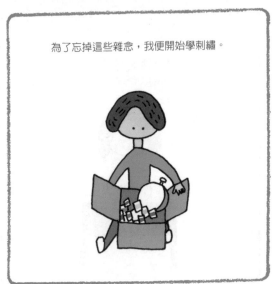

為了忘掉這些雜念，我便開始學刺繡。

在家裡刺繡。

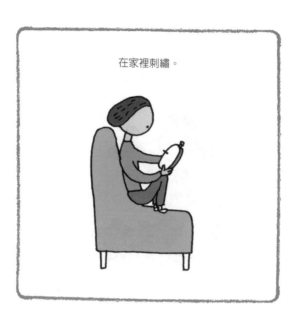

在醫院也刺繡。

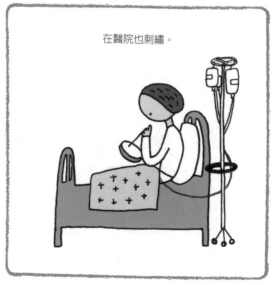

就這樣繡了15雙襪子，

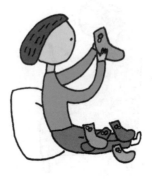

分送給想要感謝的人。

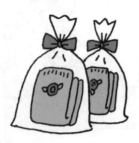

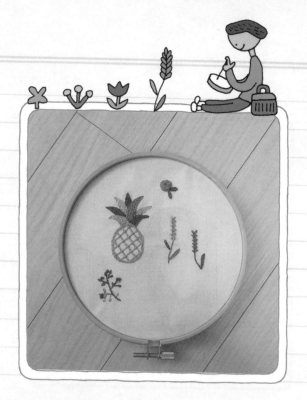

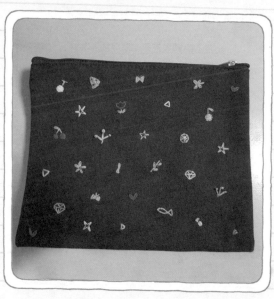

## 很沉重

不知從什麼時候開始，
我變得越來越容易喘不過氣。

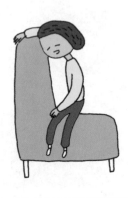

彷彿上百噸重的石頭壓在我身上。

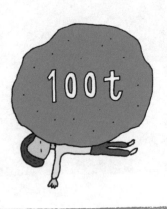

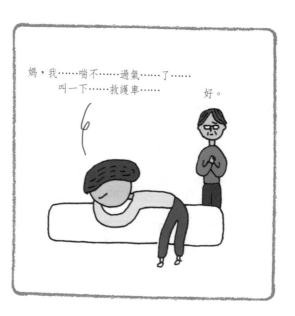

媽，我……喘不……過氣……了……
叫一下……救護車……

好。

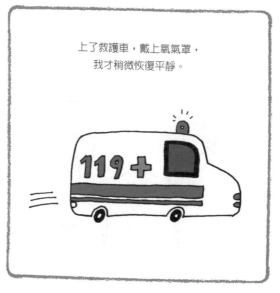

上了救護車，戴上氧氣罩，
我才稍微恢復平靜。

119 +

在醫院做了各式各樣的檢查，
然後被轉往精神科門診。

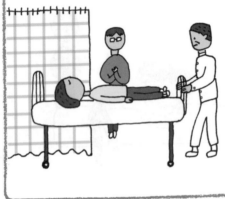

檢查結果顯示心臟沒有任何異常，
也沒有過度呼吸的問題，
我會先開鎮靜劑給妳。

我覺得心跳聲聽起
來很大聲。

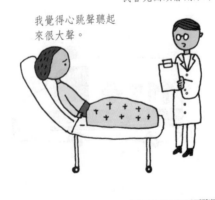

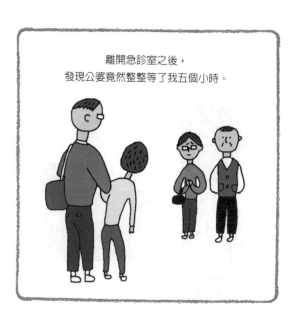

離開急診室之後，
發現公婆竟然整整等了我五個小時。

抗癌始終沉重地

壓抑著我的生活。

# 精神科？

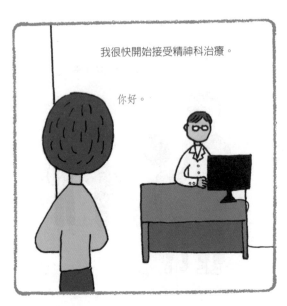

我很快開始接受精神科治療。

你好。

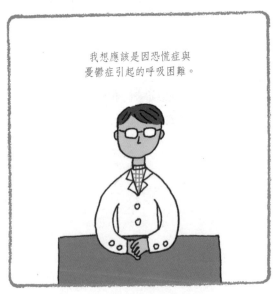

我想應該是因恐慌症與
憂鬱症引起的呼吸困難。

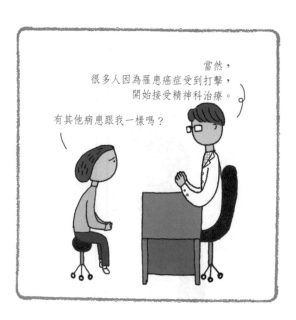

當然，
很多人因為罹患癌症受到打擊，
開始接受精神科治療。

有其他病患跟我一樣嗎？

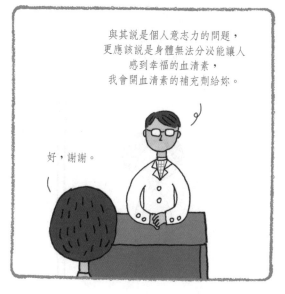

與其說是個人意志力的問題，
更應該說是身體無法分泌能讓人
感到幸福的血清素，
我會開血清素的補充劑給妳。

好，謝謝。

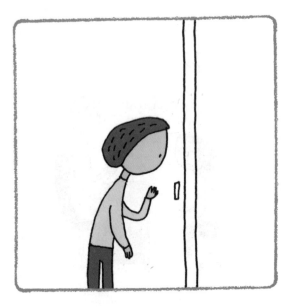

聽完精神科醫師親切的說明，
我稍稍感到安慰了一些。

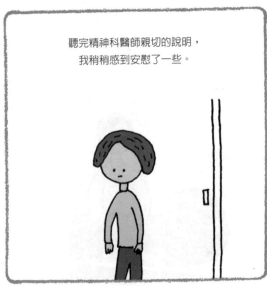

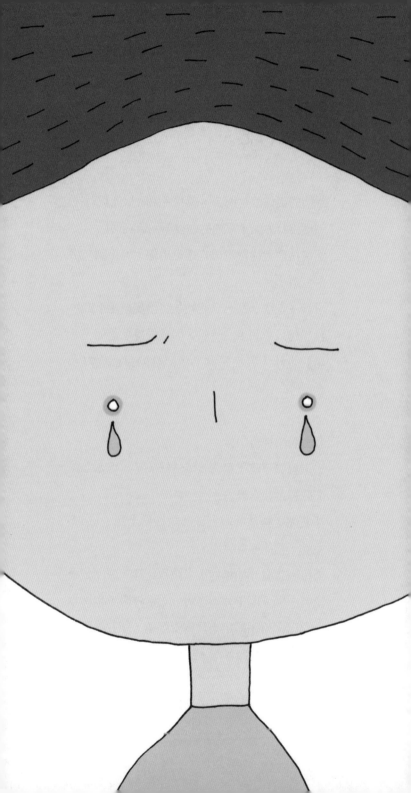

# 6月的日記

手術的傷口沒有癒合，讓我走路時只能駝背。
因為沒有力氣，只能勉強撐著到醫院而已。
媽攙扶著我從停車場走過斑馬線，但走到一半
就紅燈了。
沒辦法走快一點，只能勉強自己繼續走下去，
我想起以前開車的時候，因為覺得老爺爺、老
奶奶走路太慢而不開心，那樣的自己真討人
厭。

我去看精神科門診。
去過急診室吃了藥之後雖然好多了，但走進診
間時還是非常無力。
「我完全無法呼吸，尤其是從早上到下午4點
左右，為什麼會這樣？」
醫生說也有其他癌症患者跟我一樣，便開了藥
給我，隔天開始我不僅可以正常呼吸，也可以
走路了。用鎮靜劑來代替安眠藥，讓我在因為
化療而難受的時候吃，這樣也比較能夠入睡。

下一次看診的時候，我邊開玩笑邊聊起那些
讓我痛苦的事。
「醫生又年輕又帥，還在大醫院工作，還有
什麼其他的煩惱嗎？」
「當然有，哈哈哈，我也是有煩惱的。」
醫生很親切地聽我說話，也會笑著回應我。
至少在接受精神科治療的時候，我感覺比較
輕鬆，真是太好了。
身為一個情緒會因為醫師的一句話受影響的
患者，沒有什麼比這更好的了。


喘不過氣時，我會在客廳裡打滾，一邊哭一
邊低聲唸著：
「我能活下去。」
「我能活下去。」
「上帝啊，佛祖啊，耶穌啊，請幫幫我。」

# 7月

用雙腳走路，
盡情吃想吃的食物、喝想喝的東西，
輕鬆聊天的日常，
如今已成了無法隨意擁有的珍貴回憶。

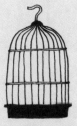

# 呼吸的法則

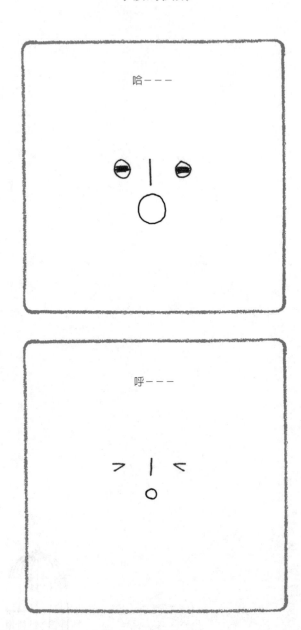

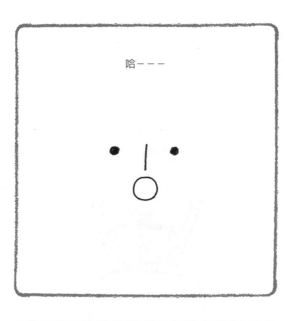

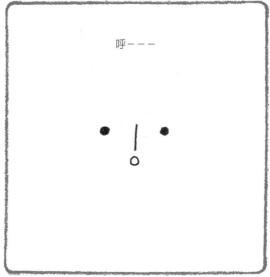

哇！

可以呼吸了！

**可以呼吸了！**

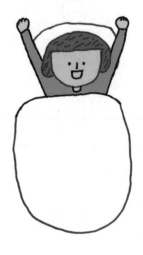

## 好想吃

因為嚴重的副作用，化療延後了兩個星期。
沒有胃的我，能吃的分量是一般人的四分之一，
幾乎不可能變胖，好想大口大口地喝柳橙汁。

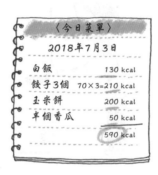

〈今日菜單〉

2018年7月3日

| 白飯 | 130 kcal |
| 餃子3個 | 70×3=210 kcal |
| 玉米餅 | 200 kcal |
| 半個香瓜 | 50 kcal |
| | 590 kcal |

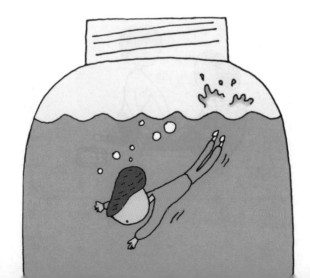

## 家庭看護

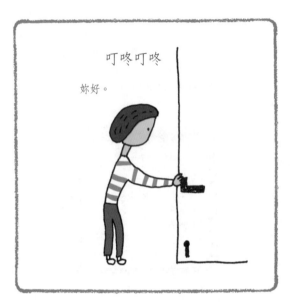

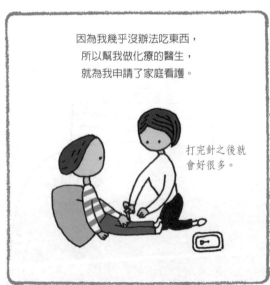

護理師每週會為我打三次蛋白質。

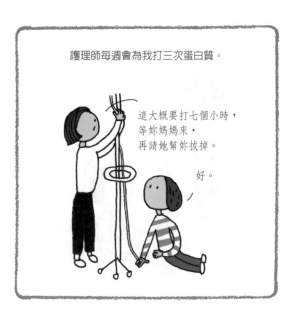

這大概要打七個小時，
等妳媽媽來，
再請她幫妳拔掉。

好。

也因此我不用去療養院，
可以自在地在家打點滴。

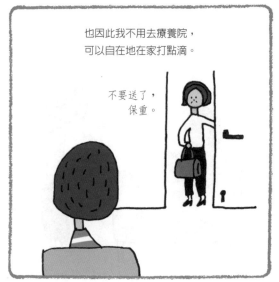

不要送了，
保重。

## 我沒事啊⋯⋯

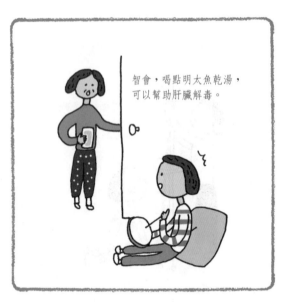

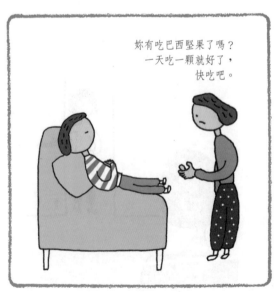

要多吃蔬菜湯、Omega-3蜂王乳、乳酸菌。

好

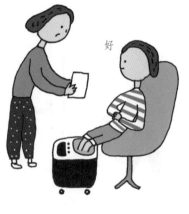

這是弟弟寄來的辣木粉、薑黃跟諾麗果，聽說都很好。還有刺果番荔枝也不錯……

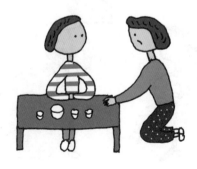

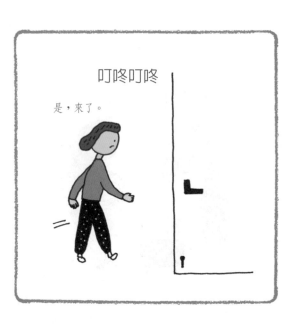

叮咚叮咚

是，來了。

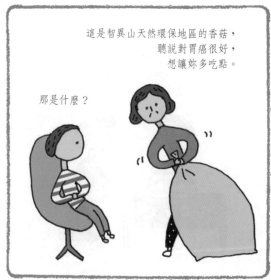

這是智異山天然環保地區的香菇，
聽說對胃癌很好，
想讓妳多吃點。

那是什麼？

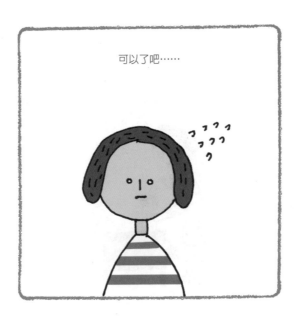

# 散步的力量

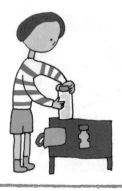

癌症藥的分量調整了兩次，
還找了家庭看護、打蛋白質點滴，
我的狀況一點一點恢復，
開始可以散步了。

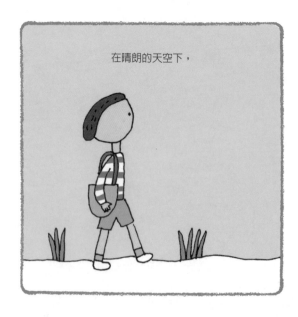

在晴朗的天空下，

感受雙腿之間吹拂過的風。

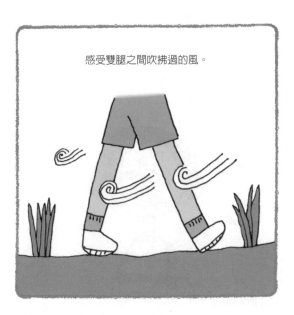

感受腳尖的力量傳到全身。

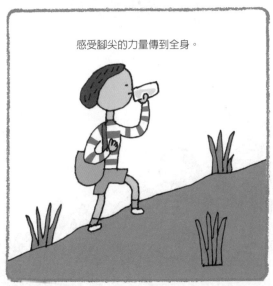

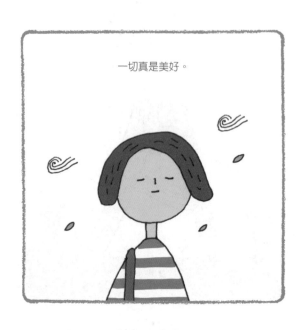

一切真是美好。

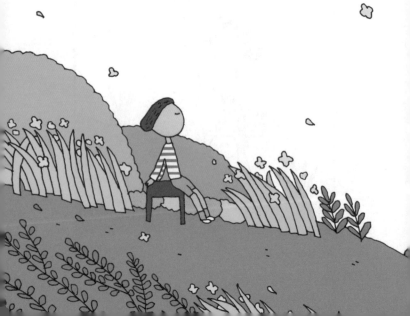

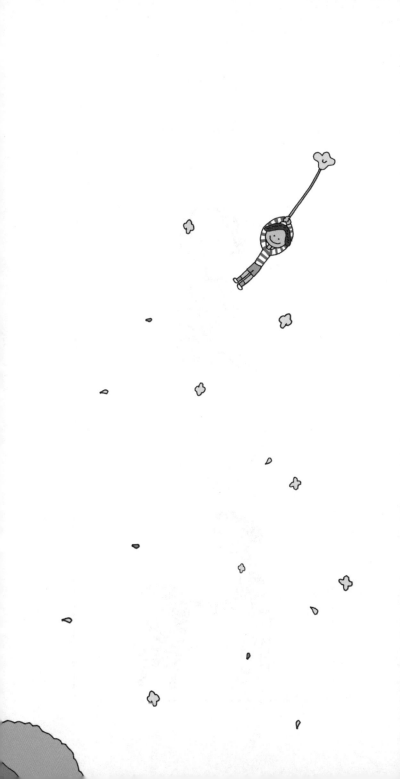

# 對不起

我吃水煮蛋當點心。

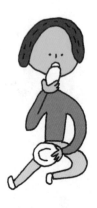

身體的狀況慢慢穩定下來，
我也偶爾會接兒子回家住。

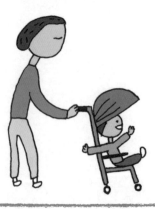

但我很快就會累（低血糖休克）。

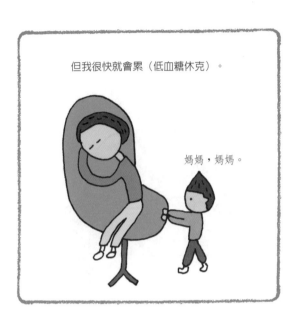

媽媽，媽媽。

在喝下一瓶柳橙汁之後。

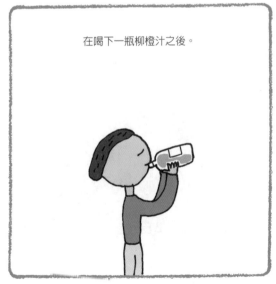

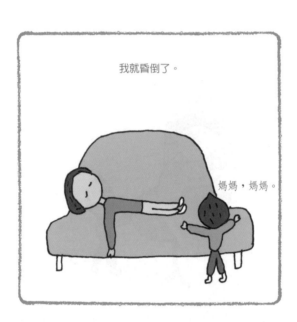

我就昏倒了。

媽媽，媽媽。

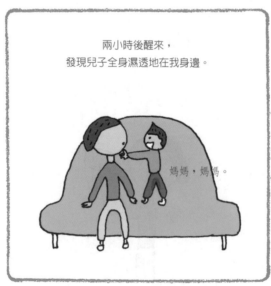

兩小時後醒來，
發現兒子全身濕透地在我身邊。

媽媽，媽媽。

對不起，媽媽生病了。

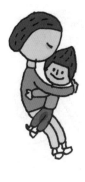

# 不要掉

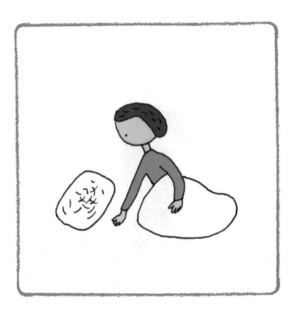

化療的副作用，
使我開始掉髮。

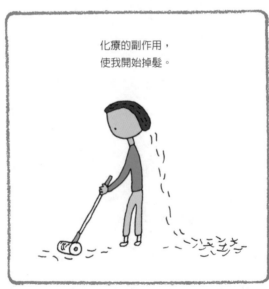

掉了髮量的三分之一。

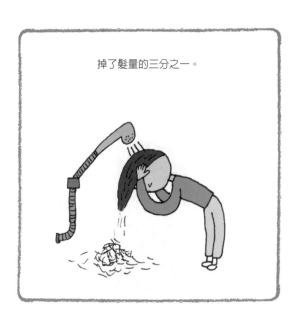

但幸好，還不到需要戴假髮的程度。

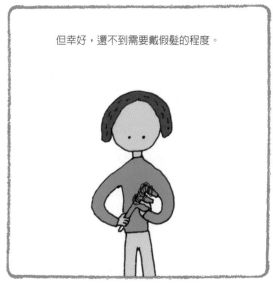

這是我把頭髮剪短的樣子。

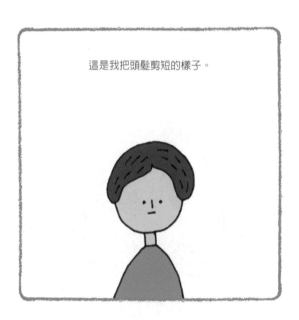

# 麵包店

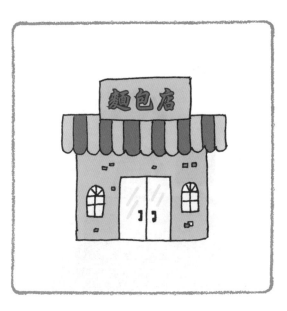

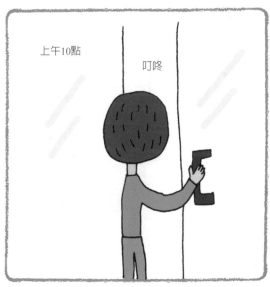

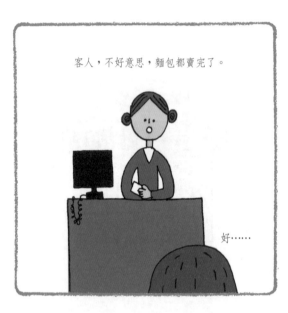

客人，不好意思，麵包都賣完了。

好……

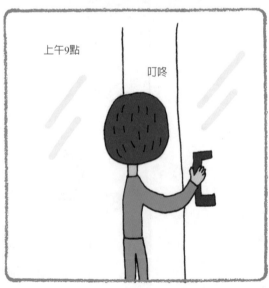

上午9點

叮咚

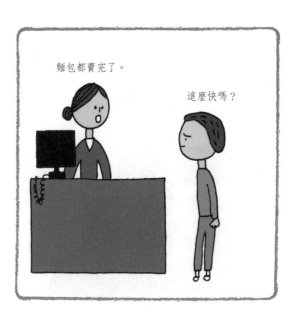

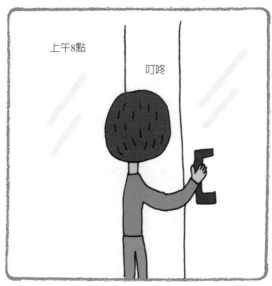

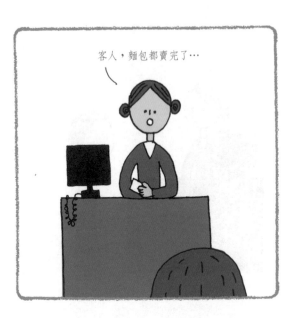

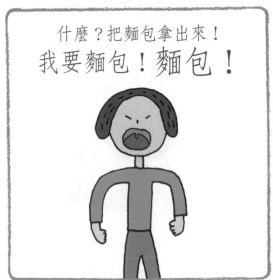

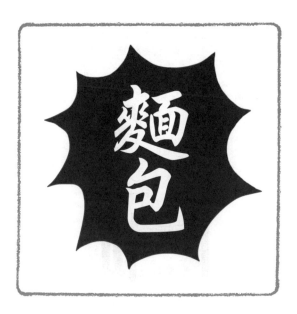

到底要做幾次同樣的夢啊⋯⋯
每次都買不到麵包，真的好討厭。

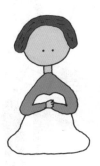

# 因為我

我婆婆

上次妳說鰻魚好吃，
所以我就煮了一些帶來，
只要烤一烤就能吃了。

希望我多少可以吃點東西。

妳還滿愛喝牛骨湯的，
我就煮了一些，
如果還想再喝就跟我說。

我不在的時候，她會幫忙照顧小寶。

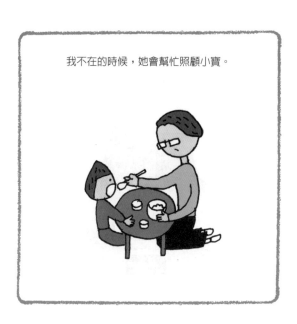

會搭兩個小時的公車，

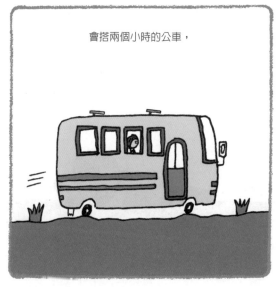

到很有靈氣的廟裡去。

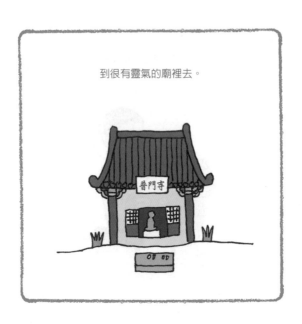

都是為了我……

請不要讓我的媳婦再受苦了。

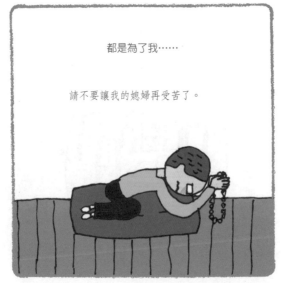

## 讓我幸福的事

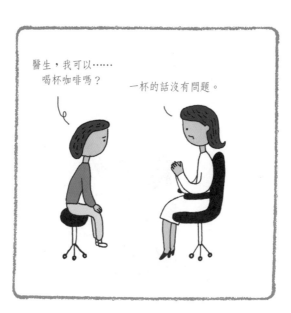

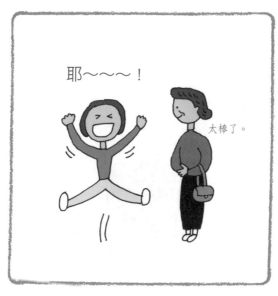

我立刻打電話給朋友炫耀。

太棒了！我可以喝咖啡！

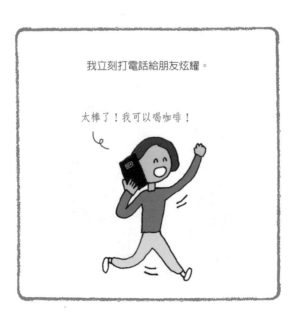

您的冰拿鐵好了。

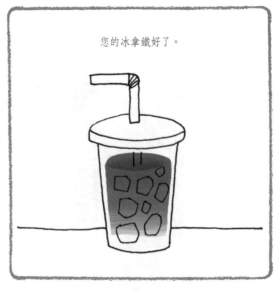

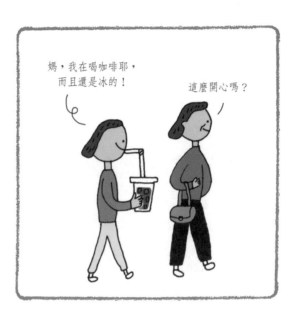

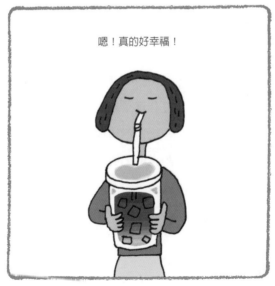

# 7月的日記

小寶放學後交給婆家照顧，但我突然很想
他。讓他到處跑來跑去，真的很抱歉。他最
近突然很喜歡冰淇淋，卻因為話說不清楚，
所以冰淇淋就變成了「冰激林、冰激林」，
真可愛。

我出了車禍，肇事責任完全在我身上。媽媽
打破了油瓶，外送來的牛奶也壞掉了，這些
都是電腦斷層掃描結果出來之前的事，讓我
覺得很擔憂、不安。

我經常做夢，每個夢的結尾都一樣，事情都
沒有解決，像是我為了找錢包或是找人四處
奔波，但在夢裡絕對無法解決那件事。如果
我在夢裡哭得很傷心，醒來之後偶爾會發現
枕頭濕成一片。

我一天會做好幾個夢，不知不覺間就開始記錄起我的夢境，現在已經成了我日常生活的一部分。生病之後，我幾乎沒做過好夢。雖然有在吃精神科開的藥，也有一些改善，但電腦斷層掃描結果和化療讓我很擔憂，所以才會連夢都是不好的內容吧。

要說我人生中最重要的點心，那肯定就是咖啡了。30歲之後我戒掉吃零食的習慣，唯一的零食就是咖啡，正確來說是三合一咖啡，所以手術完後開始可以吃飯時，我都會覺得咖啡的味道實在非常誘人……

有人說不能喝，有人說一天可以喝一杯，眾說紛紜，但我心中已經向「一天可以喝一杯三合一咖啡」妥協。醫生說我一天可以喝一杯咖啡之後，喝三合一咖啡的那段時光，就成了我一天中最美好、最享受的時刻。

# 8月

生病之後的好處，

就是發現到我身邊

有很多自己未曾注意到的寶貴事物。

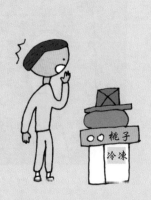

# 寶貴的生命

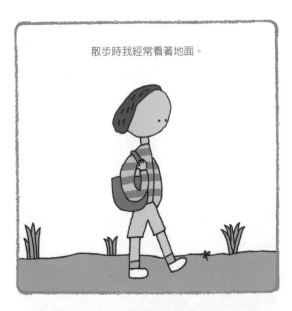

散步時我經常看著地面。

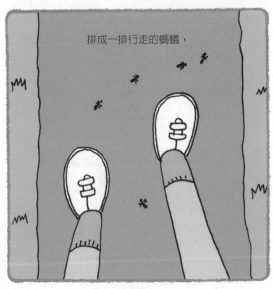

排成一排行走的螞蟻，

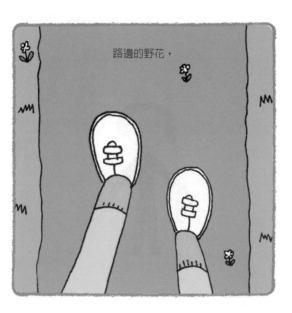

路邊的野花，

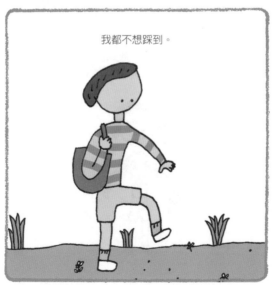

我都不想踩到。

## 花花綠綠

生病之前，我喜歡暗色系。

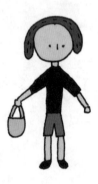

但生病之後，
反而開始喜歡比較明亮、耀眼的顏色，
我變身成天真爛漫的尹智會！

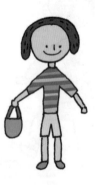

# 碰巧

小寶一個月有三分之一的時間在婆家，

背背

背背

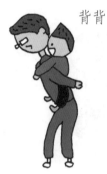

三分之一的時間在我娘家，

好無聊！

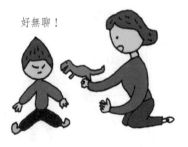

三分之一的時間跟我在一起，

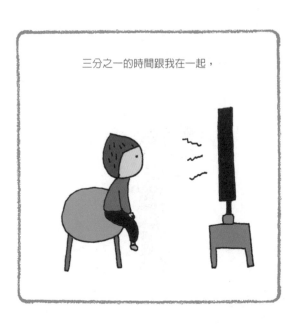

因為他不是一直待在家裡，
所以開始很黏我。

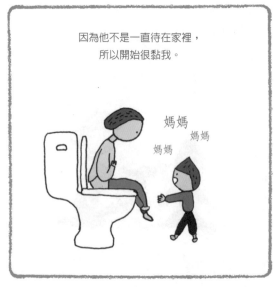

也漸漸越來越暴力。

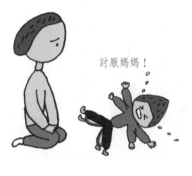

討厭媽媽！

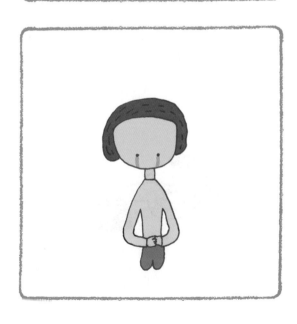

## 我愛的西瓜

鉑瑞停與截瘤達每次的療程都是三週,
兩週施藥,一週休息。

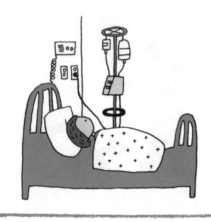

我會因為這些藥物的副作用,十天吃不下東西,

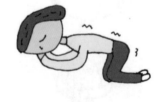

十天之後開始可以吃一點東西。

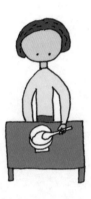

我吃起來最沒有問題的就是西瓜，
一天可以吃掉半個。

啊嗯

啊嗯

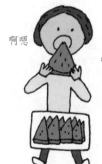

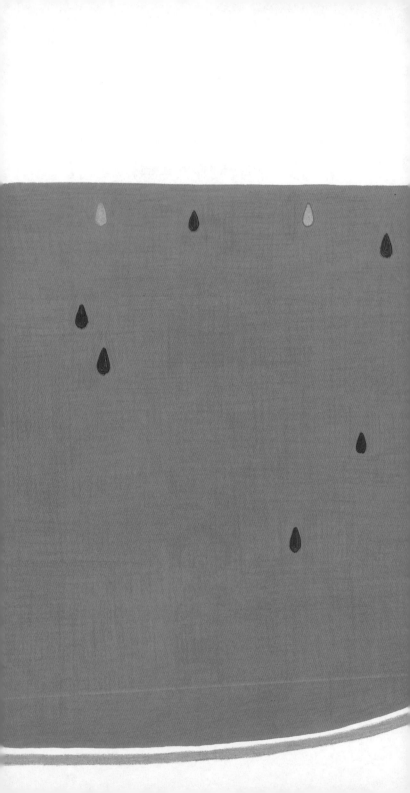

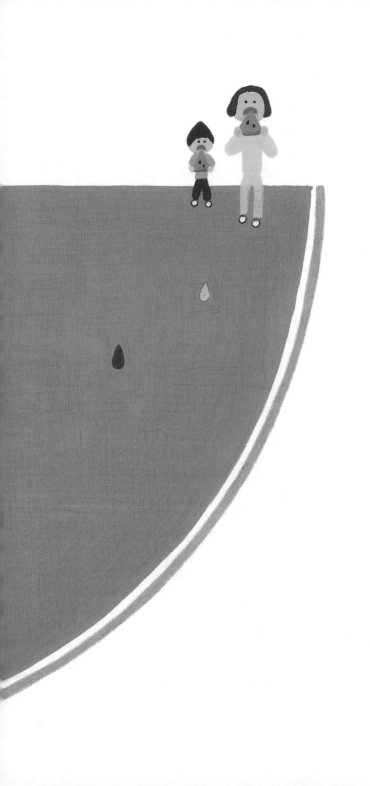

# 穿長袖的原因

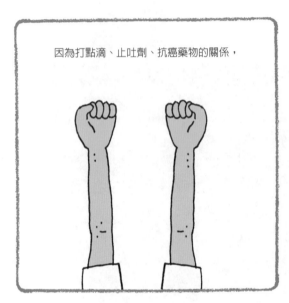

因為打點滴、止吐劑、抗癌藥物的關係，

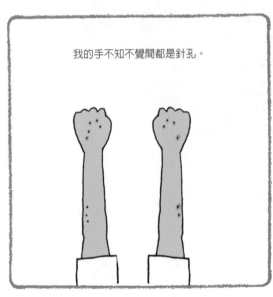

我的手不知不覺間都是針孔。

因為不想讓兒子看到，
所以夏天我也穿著七分袖。

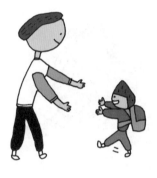

## 我也擁有了

吃完東西之後，我總是要斜靠著椅子，
但枕頭、靠墊都讓我很不舒服。

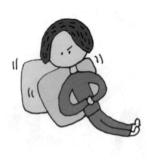

雖然不是什麼特殊節日，
但因為我有這個需要，

可以調整高度

好評非常多

顏色也很漂亮

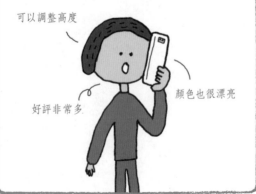

所以老公刷卡分十期，
買了一張椅背可以向後仰的昂貴安樂椅給我。

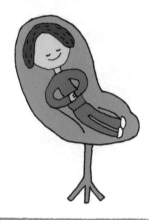

求助老公，超棒的！

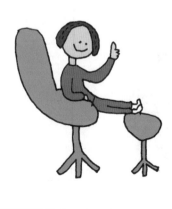

# 敗家神

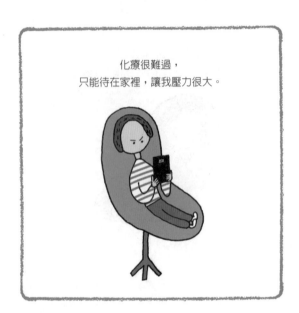

化療很難過，
只能待在家裡，讓我壓力很大。

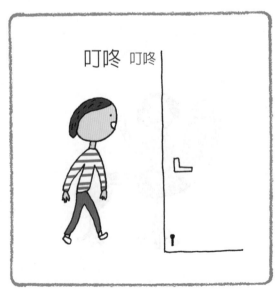

叮咚 叮咚

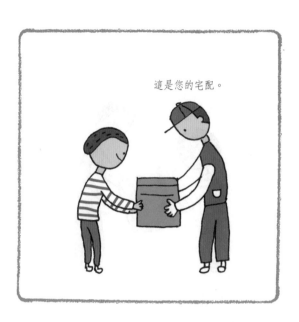

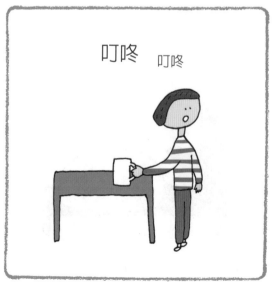

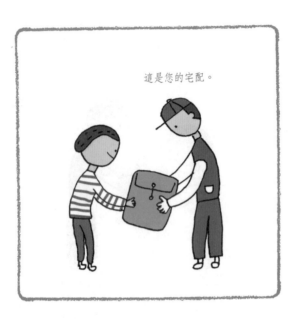

這是您的宅配。

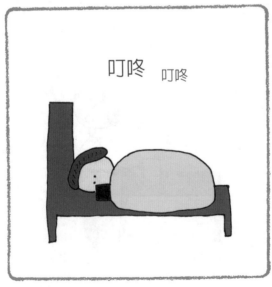

叮咚　叮咚

我常花300、600元等小錢購物，
不知不覺間家裡堆了一堆網購的箱子。

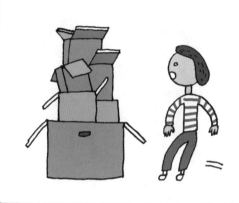

幸福的敗家神，
把暴增的卡費炸彈送給我當禮物。

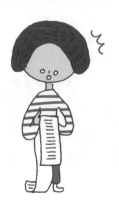

# 不好意思

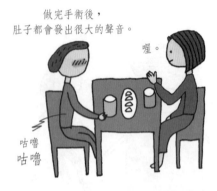

身體狀況好的時候，朋友來找我玩。

做完手術後，
肚子都會發出很大的聲音。

喔。

咕嚕
咕嚕

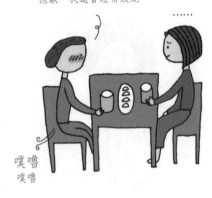

抱歉，我還會經常放屁。

……

噗嚕
噗嚕

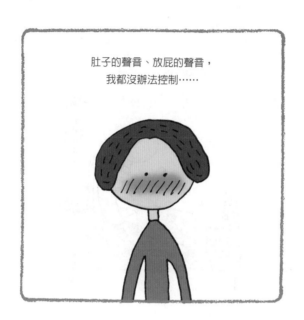

肚子的聲音、放屁的聲音，
我都沒辦法控制……

現在我的腸道
越來越厚臉皮了。

# 嘴饞

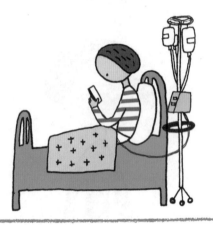

化療結束後，我會有嚴重的便祕，
所以可以吃冰冷的食物。

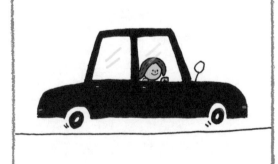

於是我接受完治療之後，就急急忙忙地出發。

為了去吃冷麵！

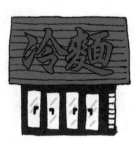

您的水冷麵來了。

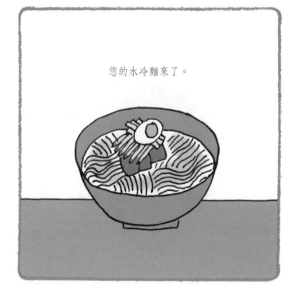

睽違半年吃到冷麵,

不要勉強,慢慢吃。

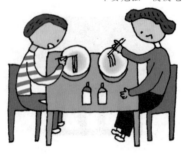

充滿了愛的感覺。

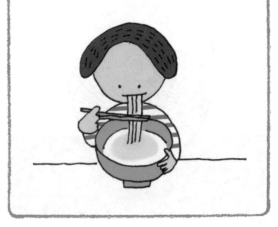

擔心傾食症候群或腹瀉，
所以我吃完就立刻回家，但卻沒有任何問題。

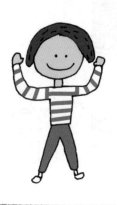

我的**消化能力**一點一點地在**進步**，
雖然切除了大部分的胃，
但消化能力卻還是能進步，
真是很了不起。

# 化療準備物品

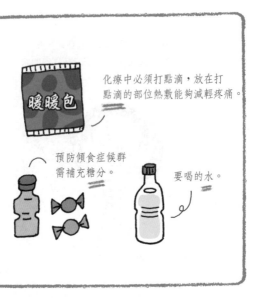

化療中必須打點滴，放在打點滴的部位熱敷能夠減輕疼痛。

預防傾食症候群需補充糖分。

要喝的水。

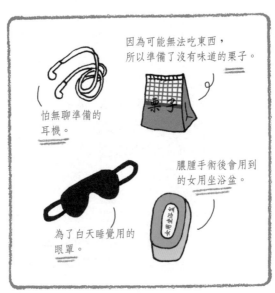

因為可能無法吃東西，所以準備了沒有味道的栗子。

怕無聊準備的耳機。

膿腫手術後會用到的女用坐浴盆。

為了白天睡覺用的眼罩。

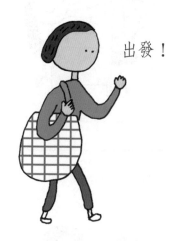

出發！

# 緊張的時刻

AM 7:40
有斷層掃描結果診斷的日子，
我會先到醫院做抽血檢查。

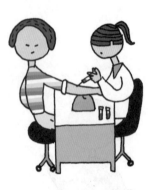

然後在開始化療之前，跟媽媽一起吃早餐。

多吃一點吧。

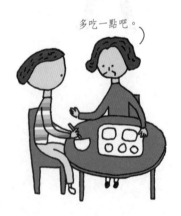

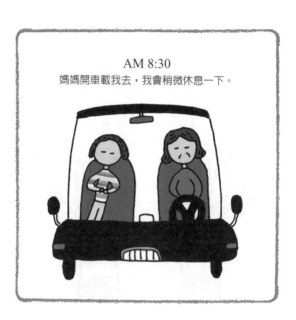

AM 8:30
媽媽開車載我去，我會稍微休息一下。

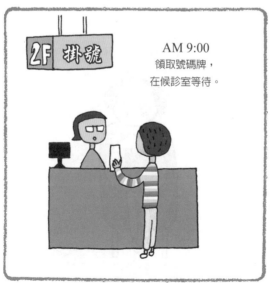

AM 9:00
領取號碼牌，
在候診室等待。

### AM 9:05
雙手開始顫抖，不斷冒手汗。

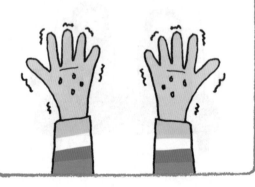

### AM 9:10
感覺心跳快到不行。

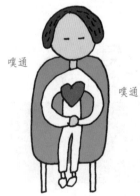

AM 9:15
開始全身顫抖。

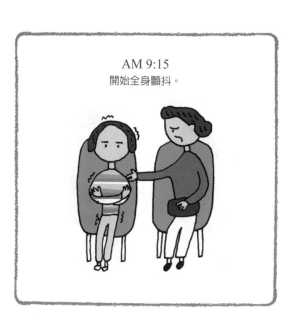

AM 9:17
腦袋一片空白。

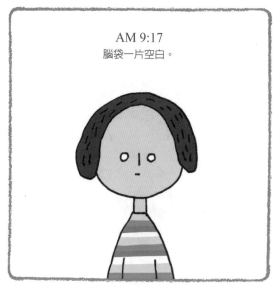

AM 9:25
接受診療。

跟上次一樣。

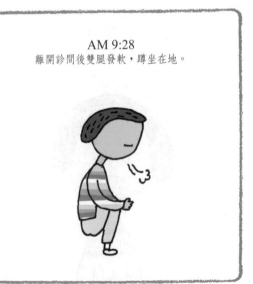

AM 9:28
離開診間後雙腿發軟，蹲坐在地。

# 找位置

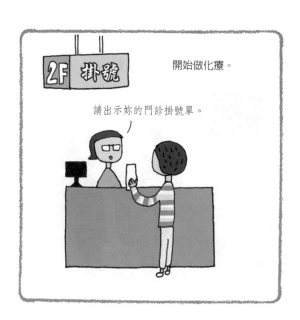

開始做化療。

請出示妳的門診掛號單。

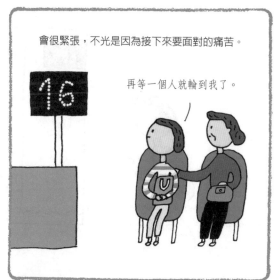

會很緊張，不光是因為接下來要面對的痛苦。

再等一個人就輪到我了。

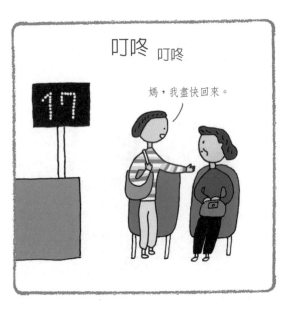

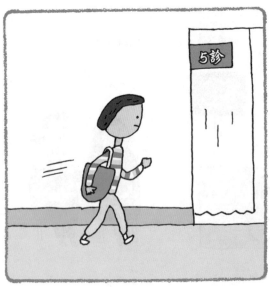

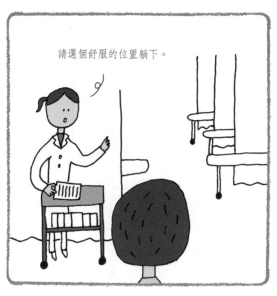

請選個舒服的位置躺下。

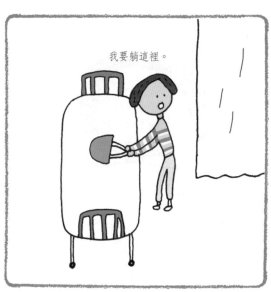

我要躺這裡。

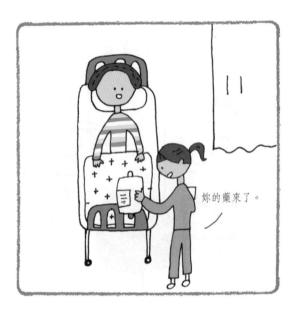

妳的藥來了。

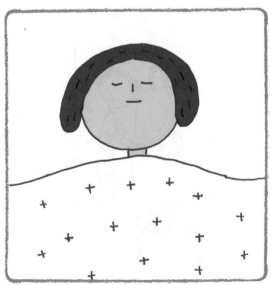

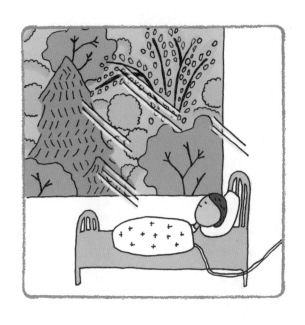

我之所以會緊張，

是因為可以躺在我一直很想嘗試的**靠窗床位**，

在我動完手術的住院期間，

從來沒有**躺過**靠窗的位置。

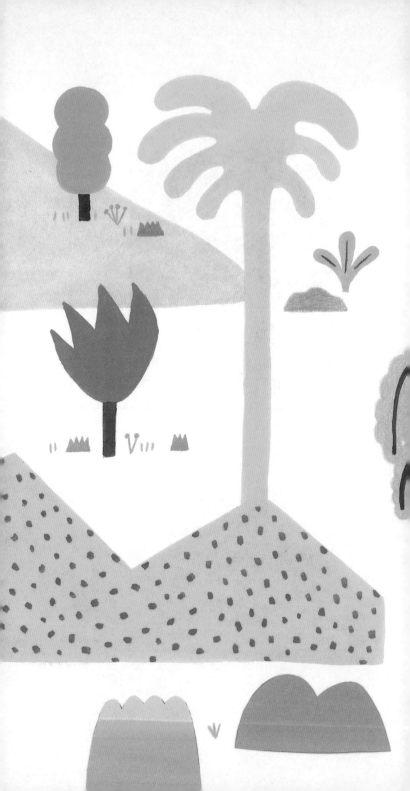

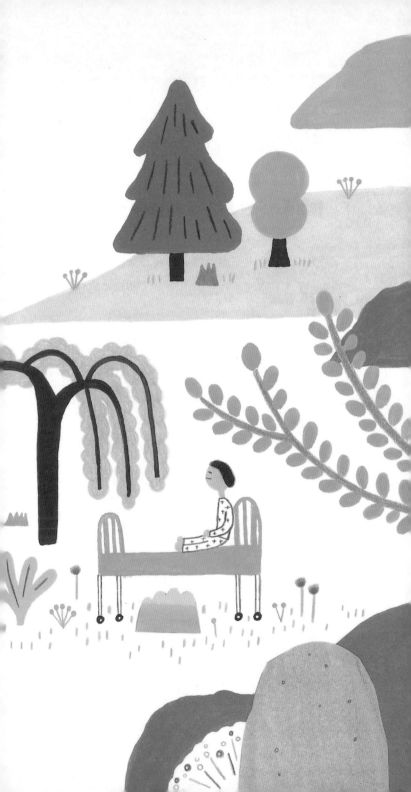

## 8月的日記

聽說我胃癌四期，大家跟我聯絡時都非常小心。

聽到以前曾經照顧過我，讓我非常感激的朋友也罹患了癌症，我覺得很難過，便寫了封信給他。

想用現在的心情，寄一點有機食品給他，無論他有沒有回應，都應該經常傳簡訊給他⋯⋯

剛動完手術很痛苦的時候，我幾乎不跟任何人聯絡。

這時候，平時關係並沒有特別好的朋友，卻每個星期都傳很開朗的簡訊來，還會打電話給我。

「姊，不覺得這隻貓的照片很可愛嗎？祝妳今天也平安！」

即使我沒有回應，她還是不斷傳訊息給我。

這對我來說是非常大的鼓勵。

反而是那些我認為關係很好的人，有時候會讓我覺得很難過。

每到這個時候，我就會因為不想跟他們疏遠而
主動聯繫，跟他們說我很難過，以後請放心跟
我聯絡。

大概是夏天快過完的時候，我開始整理衣服。
我想到抗癌社團中的一位病友，說自己整理衣
服到一半突然哭了起來的事情。
一方面是因為瘦了很多，又擔心萬一……
為了預防我有個萬一，我想要先把東西整理
好。
把乾淨的衣服和鞋子，送給體型相似的朋友，
太大或是不太穿的衣服則果斷丟棄。大概丟了
三大袋，發現衣櫃變得很寬敞。
也把我那些封存的回憶一併整理掉了。

# 9月

狀況慢慢恢復，
我又開始畫畫了。
之前未曾感受過的幸福迎面而來，
我覺得自己活過來了。

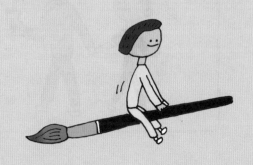

# 樹木園約會

老公從事的工作經常要加班，
很難請年假、月休。

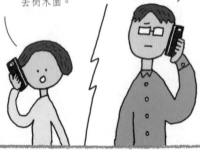

老公，我想趁現在
身體狀況好的時候
去樹木園。

平日我很忙……
但我知道了。

老公好不容易得到一天休假，
我們去了光陵的樹木園。我的身體狀況很好，
手上還拿著咖啡。

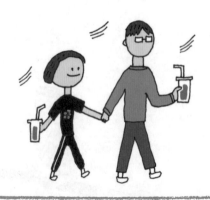

還拍了照片。

再往右邊一點。

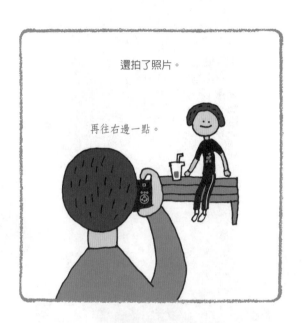

也欣賞了綠意盎然的美麗景致，
中途完全沒有噁心想吐。

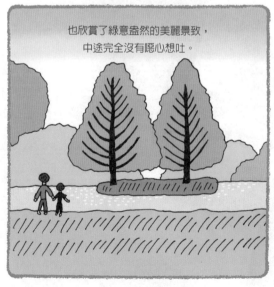

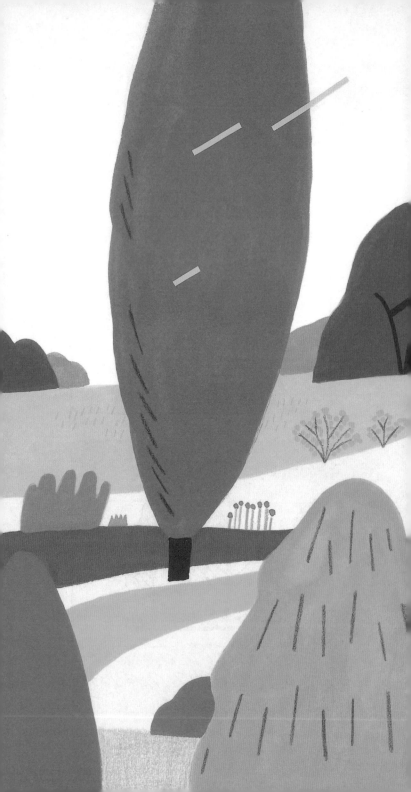

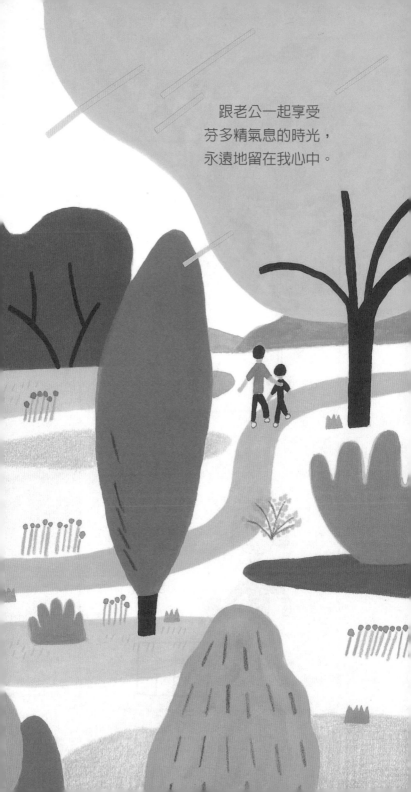

跟老公一起享受
芬多精氣息的時光,
永遠地留在我心中。

# 媽媽痛痛？

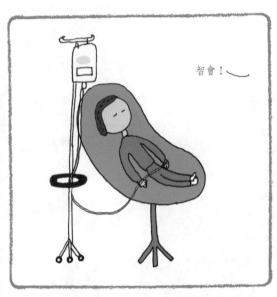

智會！～

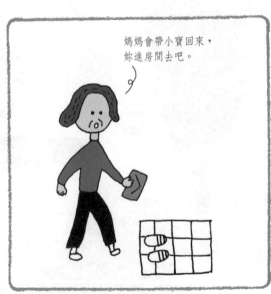

媽媽會帶小寶回來，
妳進房間去吧。

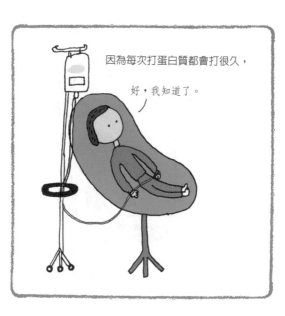

因為每次打蛋白質都會打很久，

好，我知道了。

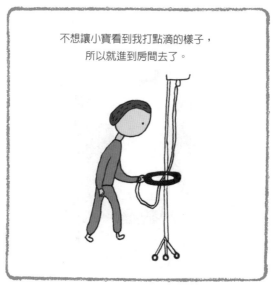

不想讓小寶看到我打點滴的樣子，
所以就進到房間去了。

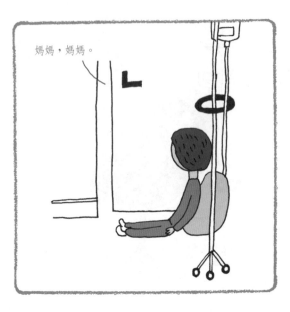

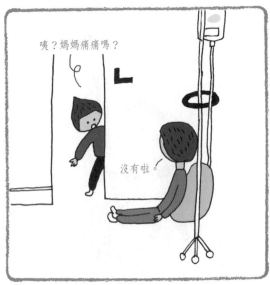

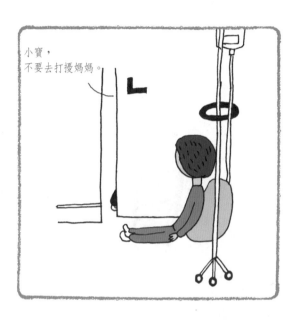

小寶，
不要去打擾媽媽。

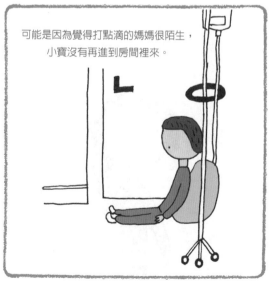

可能是因為覺得打點滴的媽媽很陌生，
小寶沒有再進到房間裡來。

## 爸爸的感性

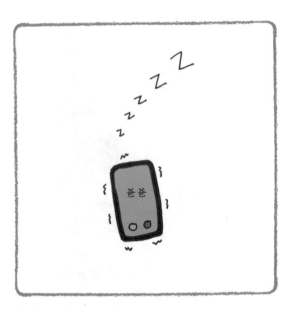

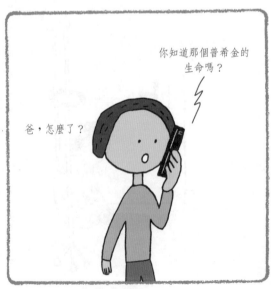

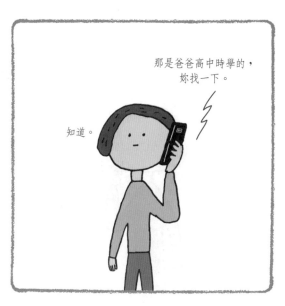

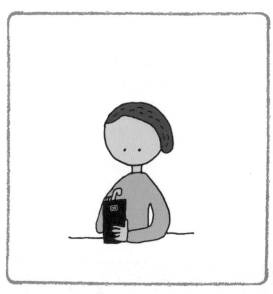

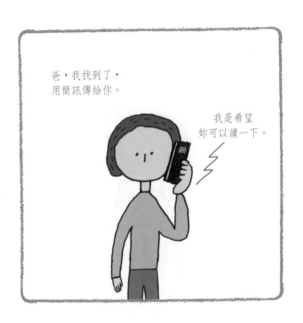

爸，我找到了，
用簡訊傳給你。

我是希望
妳可以讀一下。

本以爲爸爸只會下圍棋，

沒想到他也曾經是個文學少年。

**爸爸，謝謝你！**

# 假如生命欺騙了你

假如生命欺騙了你，

莫悲傷，莫生氣！

憂愁之日要克己，

要相信快樂會降臨。


心靈憧憬著未來，

眼前的總令人沮喪；

一切將轉眼不在，

逝去的常令人懷想。


—亞歷山大·謝爾蓋耶維奇·普希金

# 運動服

我很常畫運動服，

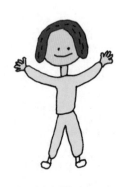

但不只是在畫中這樣。

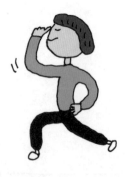

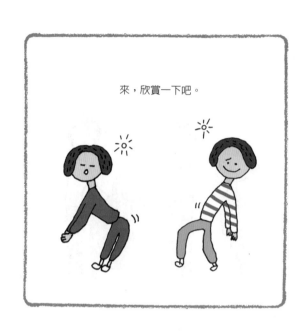

來，欣賞一下吧。

因為要做電腦斷層掃描或高週波治療，
所以我大多穿上面沒有金屬的衣服，
自然而然地就經常選擇運動服了。
現在運動服已經是我的必備單品。

# 我的心是一半一半

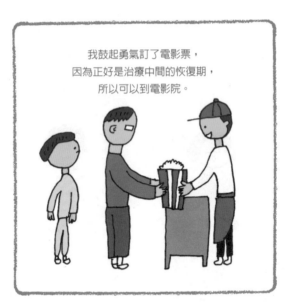

我鼓起勇氣訂了電影票，
因為正好是治療中間的恢復期，
所以可以到電影院。

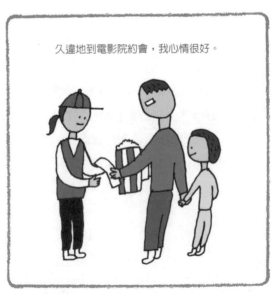

久違地到電影院約會，我心情很好。

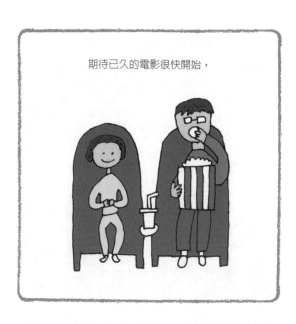

期待已久的電影很快開始，

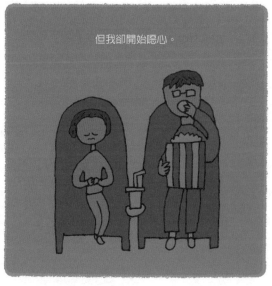

但我卻開始噁心。

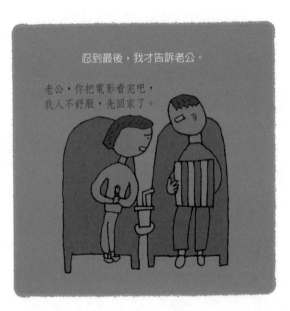

忍到最後，我才告訴老公。

老公，你把電影看完吧，
我人不舒服，先回家了。

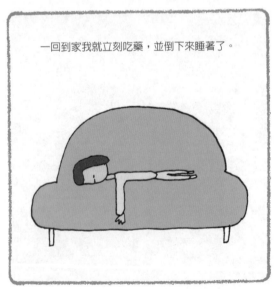

一回到家我就立刻吃藥，並倒下來睡著了。

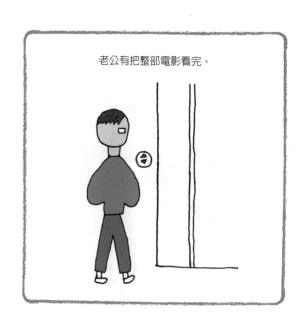

老公有把整部電影看完。

生病之後經常發生這種事。

一開始無法陪伴老公讓我很難過，

但又覺得我們兩個之中，

至少要有一個人開心，

現在這已經是稀鬆平常的事情了。

# 兔子與烏龜

生病之前，
我跟木訥的老公吵架時總是會動手動腳。

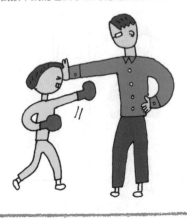

感覺有點像是不擅長表達又慢吞吞的烏龜，
和想被愛又急性子的兔子。

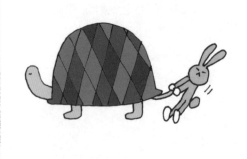

我生病的時候，老公發揮了他真正的價值。

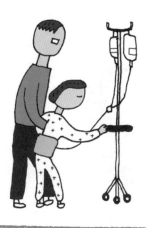

隔壁病床的妹妹和她的先生常常在哭，
讓我覺得更難過。

要是沒有妳我該怎麼辦……
嗚嗚。

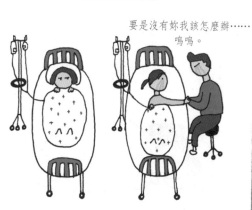

老公卻從來沒有哭過，也不把我當成病患。

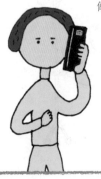

現在要開始慢慢嘗試
做點其他的事啊。

後來我才知道，
老公說因為這種事他這輩子也沒經歷過，
所以當時大腦呈現停止思考的狀態。

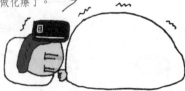

老公，這樣下去我
好像會死，我無法
再去做化療了。

聽說等腸道適應之後就會慢
慢好轉了，妳要知道，會覺
得難過是正常的。

一開始不善表達的老公讓我覺得很悶，
但現在反而覺得很幸運。

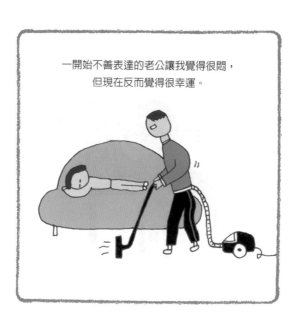

因為在老公面前我不是病患，
始終都是小寶的媽媽，
也是他的太太。

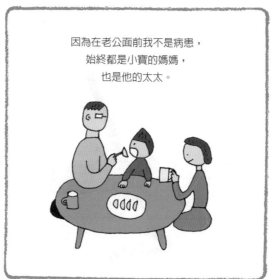

## 畫畫的我

最近我又慢慢開始畫畫了。

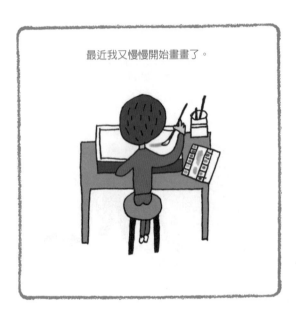

雖然手還是經常發抖，

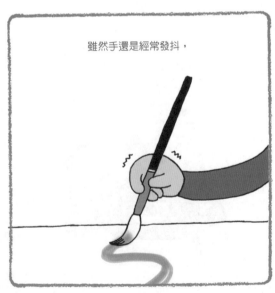

但畫著畫著，

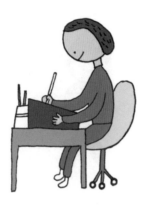

就覺得好像變回以前的自己。

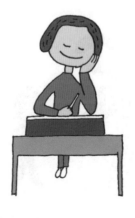

# 好奇怪！

小寶在婆家住了十天之後回來。

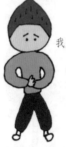

媽媽，
我肚子痛痛。

媽媽幫你換尿布。

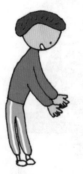

不是啦。

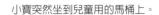

小寶突然坐到兒童用的馬桶上。

呃……嗯。

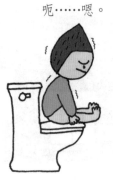

哎呀，小寶好棒喔！

媽媽，我大完了。

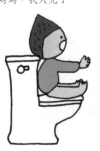

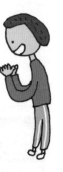

花了十天就訓練小寶可以自己上廁所，
媽好厲害！小寶也好厲害！

# 回憶的滋味

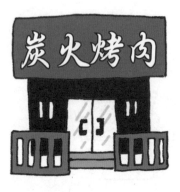

生病之前，我常去一間炭火烤肉店。

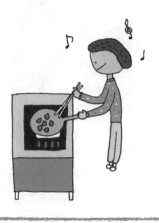

胃癌患者無法吃木炭烤的肉，
所以我會從烤肉店買肉回來在家自己烤。

啊……

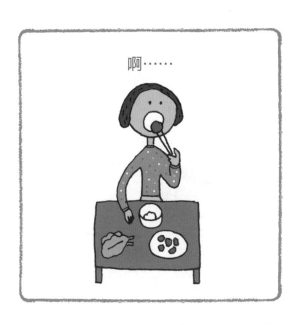

可能因為不是用炭火烤的，
所以不是我想像的那個味道，現在炭火烤肉，
已經是往事只能追憶的食物了。

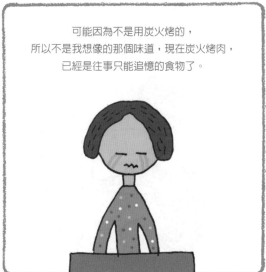

# 老公，生日快樂

今天是老公生日，
但我前兩天才剛做完化療，
連站都站不直。

結果是媽媽代替我煮了海帶湯，
我什麼也沒辦法做。

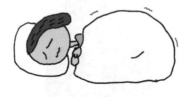

嗚

嗚

眼睛連睜都睜不開。

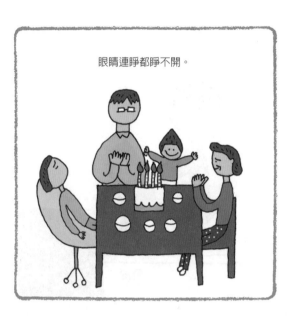

老公，對不起，
我愛你！

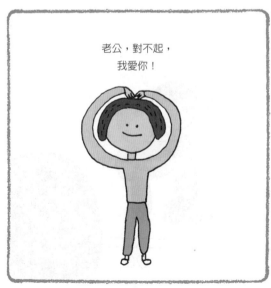

# 我的男人

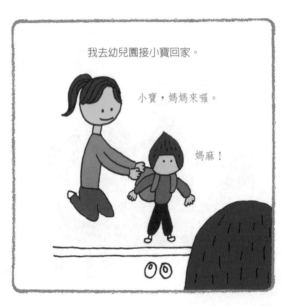

我去幼兒園接小寶回家。

小寶，媽媽來囉。

媽麻！

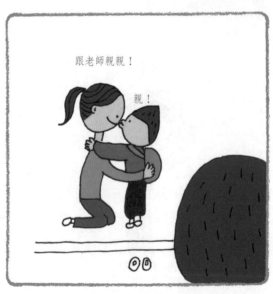

跟老師親親！

親！

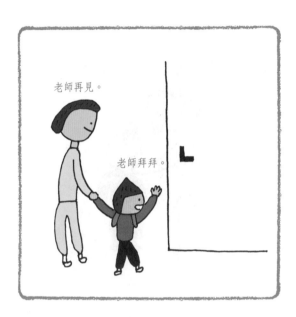

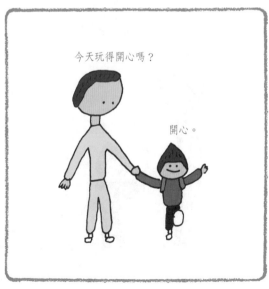

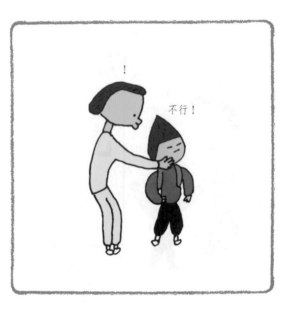

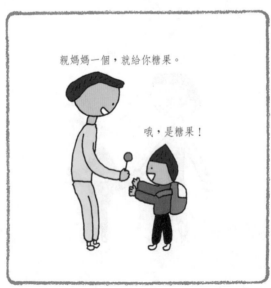

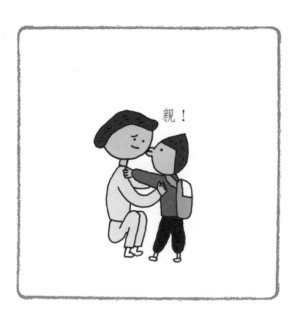

親！

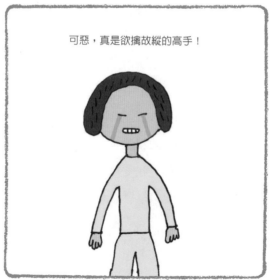

可惡，真是欲擒故縱的高手！

# 9月的日記

婆婆給了我一串戴在手上的念珠，老公也給了我
一張收據，上頭寫著「○○○等身佛2萬元」。
我很難過，因為婆家的經濟情況也不是很寬裕，
卻捐了這麼大一筆錢給寺廟……
聽說捐贈30萬元可以讓我的病好轉，等我恢復一
些，有力氣之後我一定要去寺裡問個清楚。


我是個不太善於表達的人。
只能對小寶說「我愛你」，對媽媽、爸爸、老公
都說不出口，那個畫面光想都……肯定會因為不
好意思而愣在原地。
不過生病之後，我開始努力想表達自己。
「我愛你，老公路上小心。」
我一直無法向媽媽表達自己的心意，但還是想用
寫的來告訴她我的想法。
「媽媽，謝謝妳，我愛妳。」
最終只有愛才是最重要的。

臀部的膿腫時時刻刻折磨著我，但因為沒有辦法動手術根治，所以讓我很難過。

不然我怎麼會不斷搜尋治療案例，搜尋到眼睛都要脫窗了呢？

雖然主治醫生開立可以動手術的同意書，我也拿著同意書到社區的醫院，但醫生卻要我盡量忍耐，等化療結束之後再來動手術，然後把我打發回家。

應該是因為化療時傷口不容易癒合，危險性也比較高吧……

雖然我已經做好要動手術的覺悟，帶著壯士斷腕的決心走進醫院大門，但卻一無所獲地回家。

只是讓我更加擔心而已。

# 10<sub>月</sub>

孟子曾說「人總是在疾病中，
發展出過人的品德與聰穎、謀略與智慧。」
而我在這疾病當中，
逐漸變成怎樣的人呢？

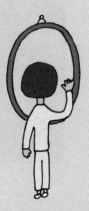

## 噗通噗通

現在只要再做一次化療，

總計八次的鉑瑞停與截瘤達標準抗癌療程就結束了。

根據電腦斷層掃描結果，

可能不需要打鉑瑞停，

只要吃截瘤達口服藥就好。

那就可以過日常生活，

每一次療程之間還可以去旅行，

沒能完成的稿子，也可以慢慢開始動作。

真的非常非常期待。

拜託……

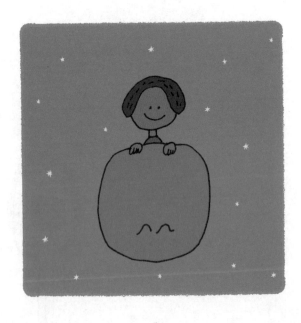

# 秋天來了

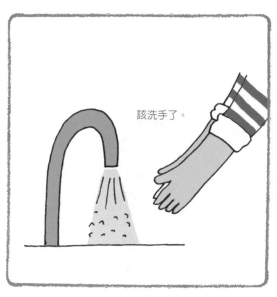

該洗手了。

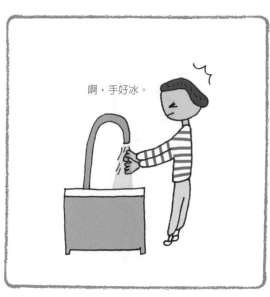

啊，手好冰。

碰到冰水或冰箱時，
手腳會刺痛的症狀是化療的副作用之一，
感覺就像碰到乾冰一樣。

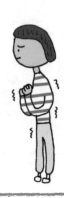

已經是秋天了啊⋯⋯

# 願望清單第四項

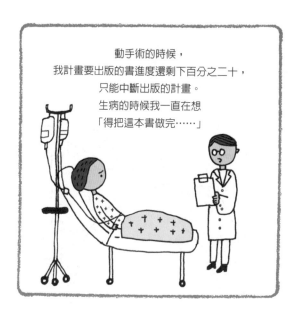

動手術的時候，
我計畫要出版的書進度還剩下百分之二十，
只能中斷出版的計畫。
生病的時候我一直在想
「得把這本書做完⋯⋯」

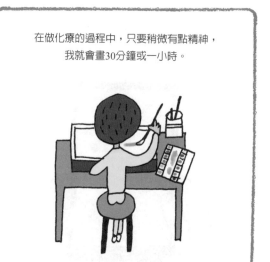

在做化療的過程中，只要稍微有點精神，
我就會畫30分鐘或一小時。

因為手會抖，所以連線都畫不好，
只能慢慢地、慢慢地畫，
花了兩個月才好不容易完成一張圖。

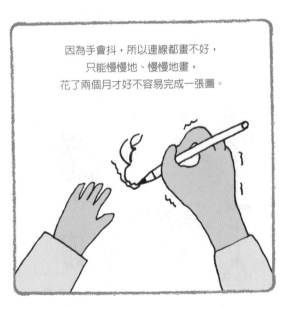

沒生病的話只要三天就能畫完……
但我還是很滿足。

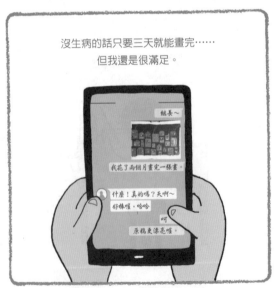

10月開始身體狀況越來越好，
工作時間也慢慢增加了，
我覺得自己好像活過來了。

「能在死之前完成這本書嗎？」
完成《金花生》繪本之前，我一直在想這件事。

謝謝你來到這個世界上。

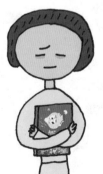

# 和著淚的一頓飯

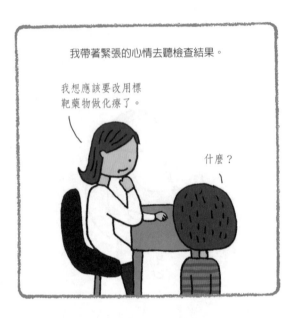

我帶著緊張的心情去聽檢查結果。

我想應該要改用標靶藥物做化療了。

什麼？

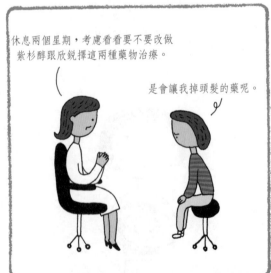

休息兩個星期，考慮看看要不要改做紫杉醇跟欣銳擇這兩種藥物治療。

是會讓我掉頭髮的藥呢。

本來期待可以只吃截瘤達的幻想破滅了。

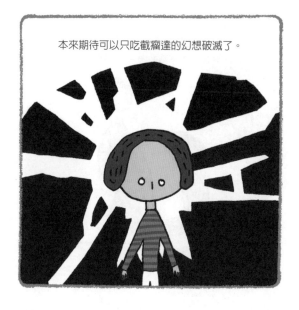

回到家吃下第一口飯的瞬間，
我就忍不住放聲大哭，
實在忘不掉那天和著淚水吞下去的飯。

嗚嗚

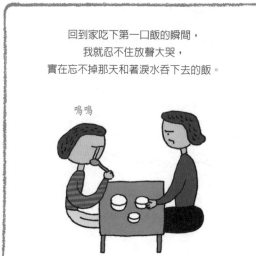

# 休息時的旅行

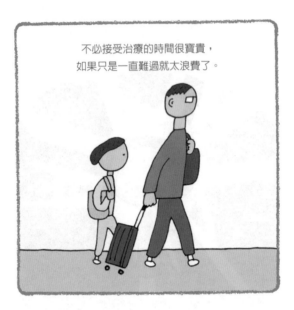

不必接受治療的時間很寶貴，
如果只是一直難過就太浪費了。

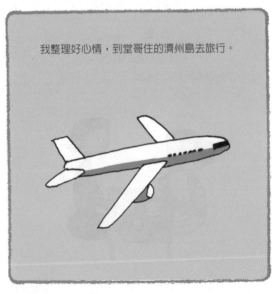

我整理好心情，到堂哥住的濟州島去旅行。

去吃了知名餐廳，也走訪了觀光景點，

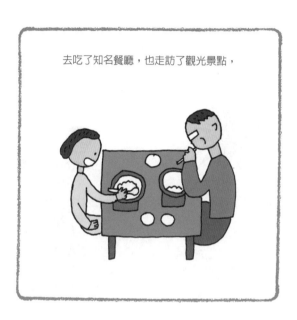

也去了榧子林，

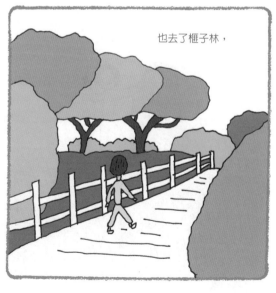

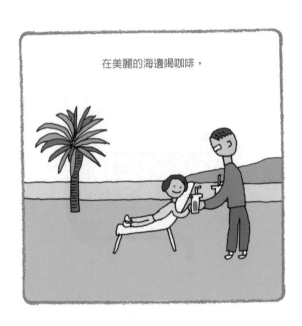

在美麗的海邊喝咖啡，

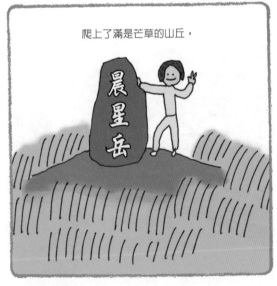

爬上了滿是芒草的山丘，

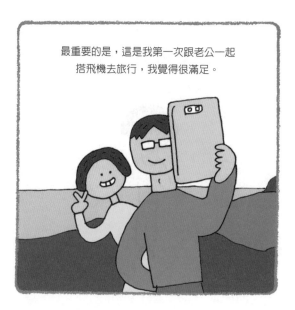

最重要的是，這是我第一次跟老公一起
搭飛機去旅行，我覺得很滿足。

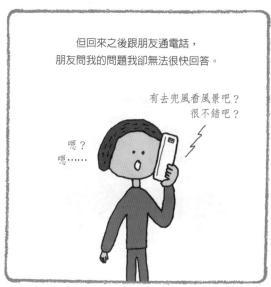

但回來之後跟朋友通電話，
朋友問我的問題我卻無法很快回答。

有去兜風看風景吧？
很不錯吧？

嗯？
嗯……

下車之後我看著風景一直讚嘆。

哇，好美！

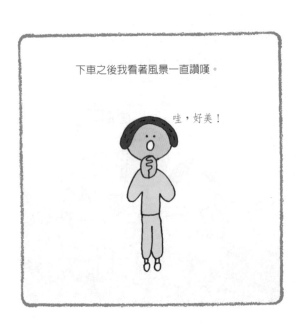

但一上車就立刻睡著。

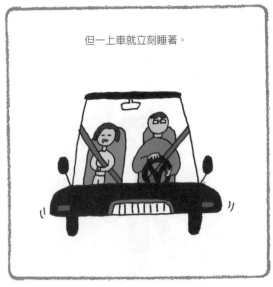

下車之後我看著風景一直讚嘆。

哇，好美！

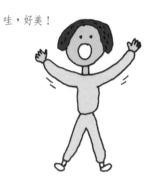

但一上車就立刻睡著，
以至於沒有看到所有的濟州島美景。

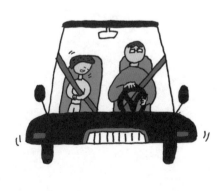

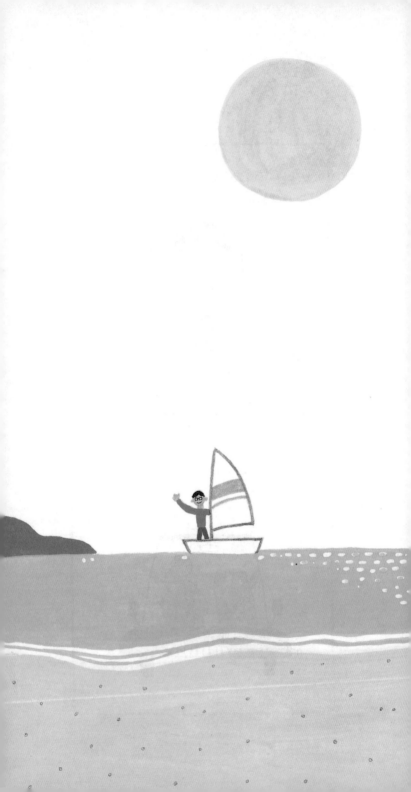

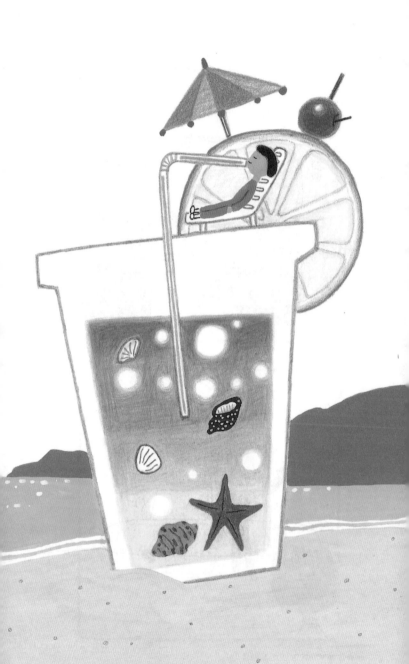

## 故鄉對我來說

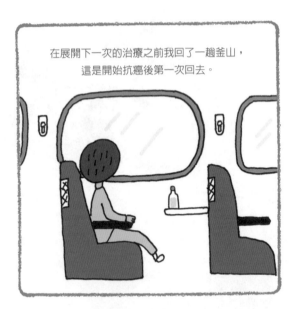

在展開下一次的治療之前我回了一趟釜山，
這是開始抗癌後第一次回去。

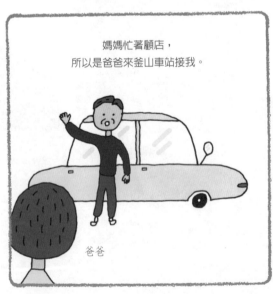

媽媽忙著顧店，
所以是爸爸來釜山車站接我。

爸爸

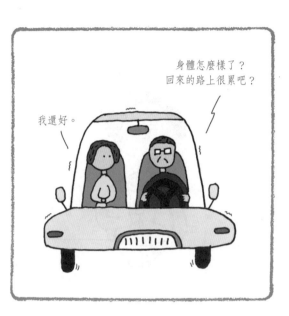

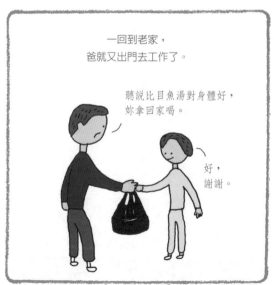

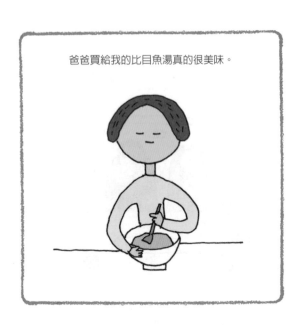

爸爸買給我的比目魚湯真的很美味。

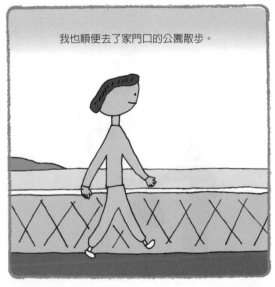

我也順便去了家門口的公園散步。

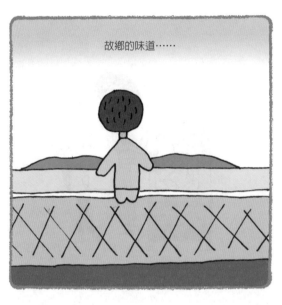

故鄉的味道……

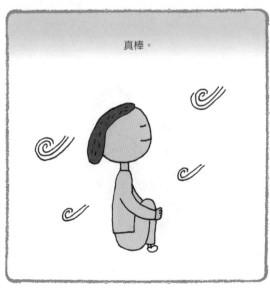

真棒。

## 學人精小寶

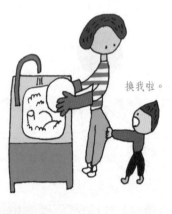

最近不管我做什麼，小寶都愛模仿。

換我啦。

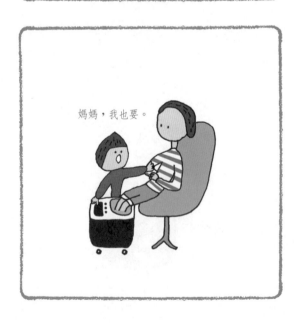

媽媽，我也要。

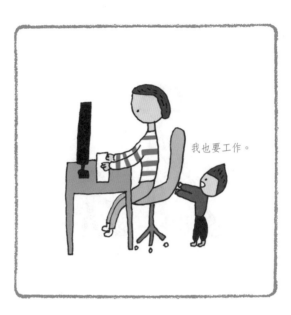

我也要工作。

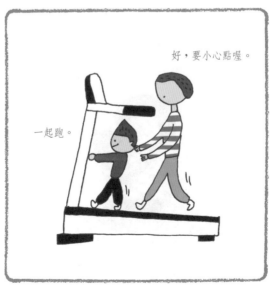

好，要小心點喔。

一起跑。

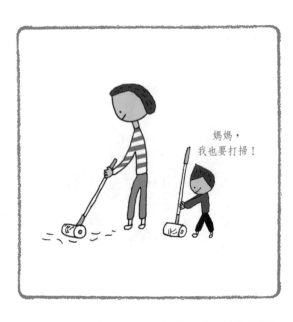

媽媽，
我也要打掃！

我的乖兒子真可愛。

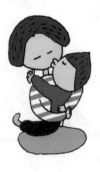

# 假髮

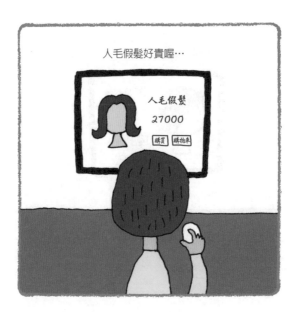

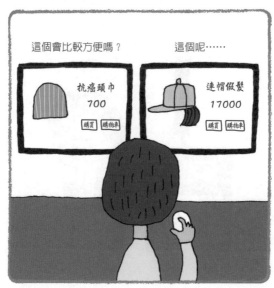

頭髮該從哪裡開始剃才好？

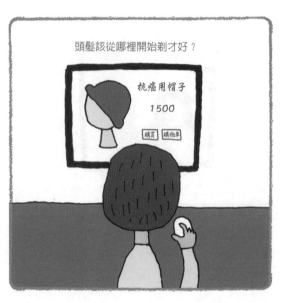

抗癌用帽子

1500

購買　購物車

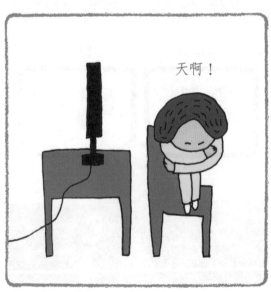

天啊！

# 飛上天

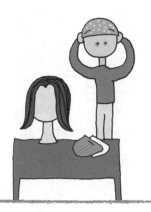

去進行最後一次鉑瑞停與截瘤達治療的那天，
我去買了假髮，
也買了頭巾。

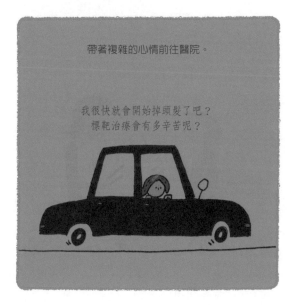

帶著複雜的心情前往醫院。

我很快就會開始掉頭髮了吧？
標靶治療會有多辛苦呢？

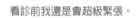

看診前我還是會超級緊張。

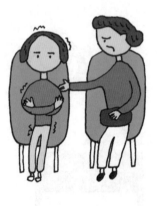

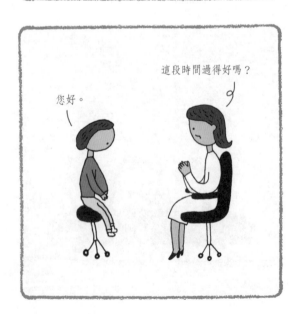

您好。

這段時間過得好嗎?

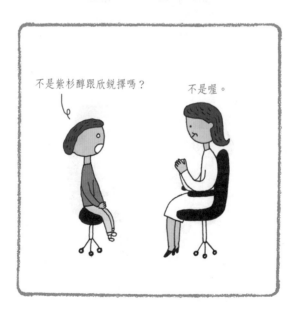

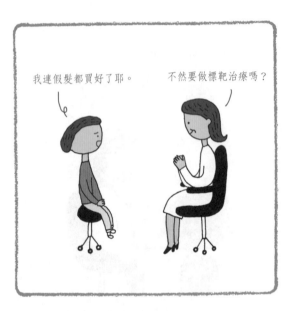

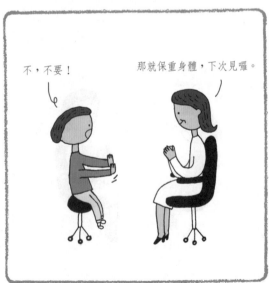

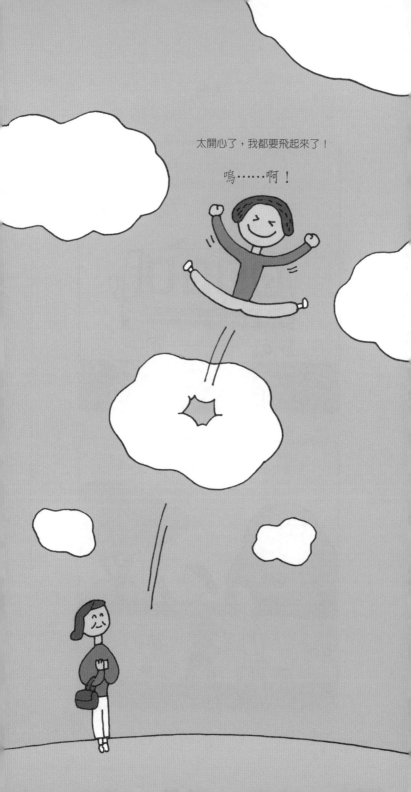

# 賞楓

整天待在家裡太無聊了，
所以我久違地和媽媽一起到昌慶宮去賞楓，
這是我生病之後第一次搭公車。

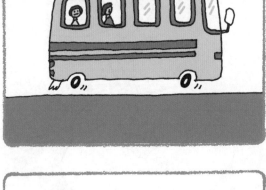

小學畢業之後就沒有和媽媽一起來過了，
感覺很奇妙。

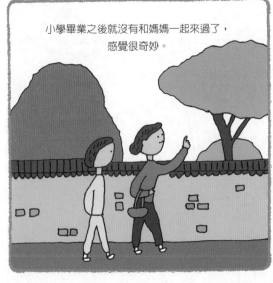

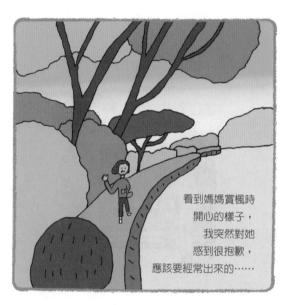

看到媽媽賞楓時
開心的樣子，
我突然對她
感到很抱歉，
應該要經常出來的……

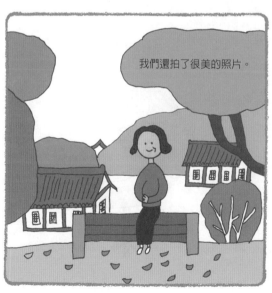

我們還拍了很美的照片。

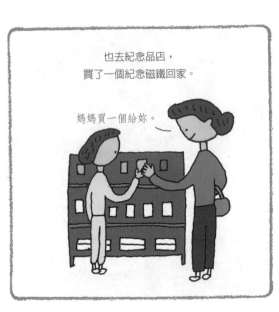

也去紀念品店，
買了一個紀念磁鐵回家。

媽媽買一個給妳。

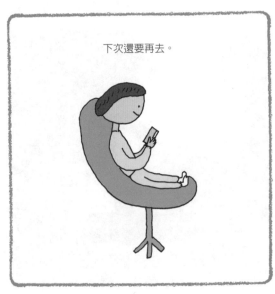

下次還要再去。

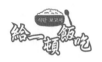

因為沒有胃，所以腸子需要一些適應的時間，

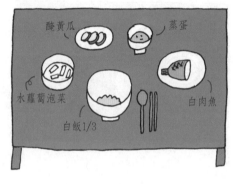

必須要少量多餐，分四次吃，

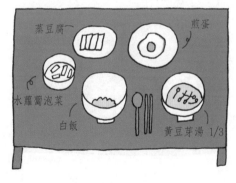

菜單以蛋白質為主，

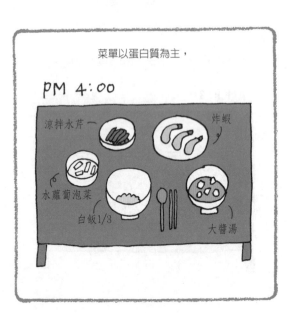

PM 4:00

涼拌水芹
炸蝦
水蘿蔔泡菜
白飯1/3
大醬湯

但還是不太能消化。

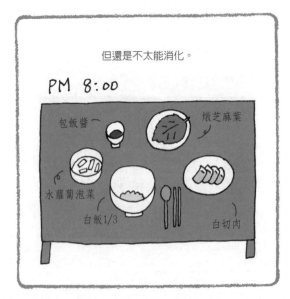

PM 8:00

包飯醬
燉芝麻葉
水蘿蔔泡菜
白飯1/3
白切肉

餐桌上的菜都是黃色的，

對韓國人來說，

沒有辣椒粉的菜眞的非常平淡無味，

吃得好膩。

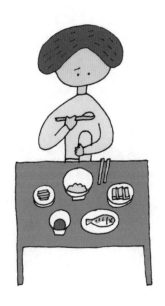

# 10月的日記

我從小就有咬指甲的習慣，所以我的指甲常常
很短。
但神奇的是，開始做化療之後，因為沒有力氣
去動手指，所以指甲就留得很長。
化療真是比習慣還可怕的東西。

摩根‧斯科特‧派克寫的《少有人走的路》，
第一句話就是「人生就是一場苦難」。
真正嘗到人生的苦之後，就不會覺得其他事很
苦了。
而解決了當下面臨的問題後，就會發現人生的
意義就存在於這整個過程中。
那我現在究竟是為了什麼，在經歷這樣的痛苦
呢？

人生究竟會走到什麼地方呢？
未來還有什麼樣的痛苦在等著我？
我不想再繼續痛苦下去了。

看診之前，我腦海中閃過五萬個想法。

「看到剃光頭的自己會是什麼感覺？在小寶面前我也要戴著頭巾嗎？」

「聽說剃頭之後，頭髮會長得很亂……」

「要拜託誰來幫我剃頭？也想不到合適的沙龍……」

「不需要害怕，頭髮還會再長出來，演員拍電影時也會要剃頭啊，沒什麼！我只要想著這是在工作就可以了……」

每天不斷反反覆覆，想到最後都會忍不住哭出來。

反覆恐懼過幾次之後，在看診的那天聽到「我們走標準療程吧」這句話後，第一個想法是「不會掉髮真好」，而這也讓我深刻地感受到，原來頭髮對我來說這麼重要。

我應該要因為可以不用做標靶治療而感到開心嗎？還是應該要因為必須繼續做標準治療而不安呢？我總是同時感到快樂與不安。

# 11月

我今年一歲。
動完手術之後的我重生了，
是可以爲所欲爲的年紀。

# 突然

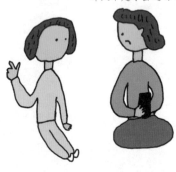

媽，要不要去趟北首爾森林？
好久沒去了。

昨天不是才去過嗎？

媽，
我的手機在哪兒？

妳剛不是坐在餐桌邊用手機？

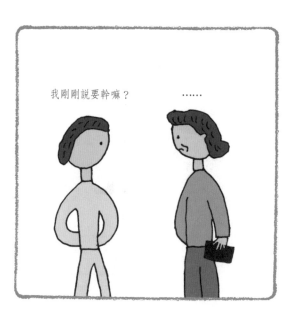

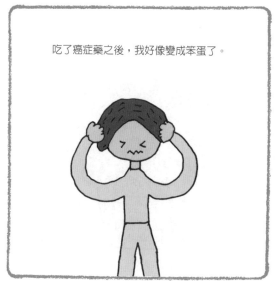

# 比老公更貼心

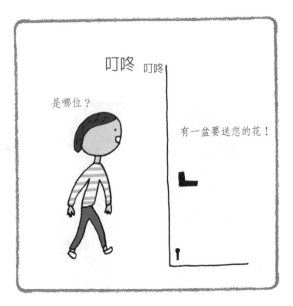

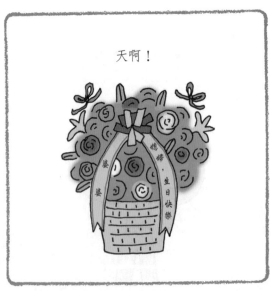

媽，
您怎麼會送花來呢？　妳不是喜歡花嗎？

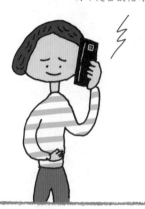

生病之後居然還能享受這種好事，
婆婆真的讓人好感動，
比老公更貼心。

好美。

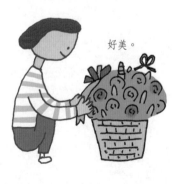

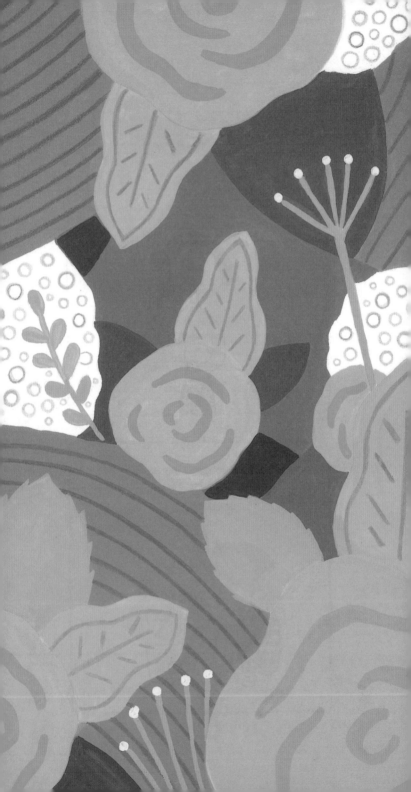

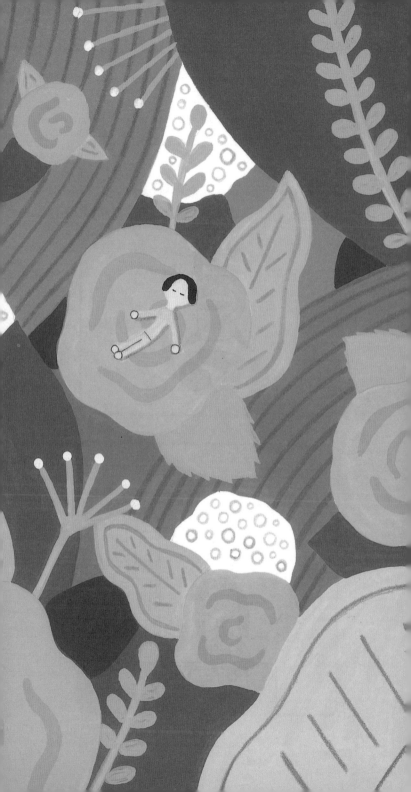

# 零食狂熱者

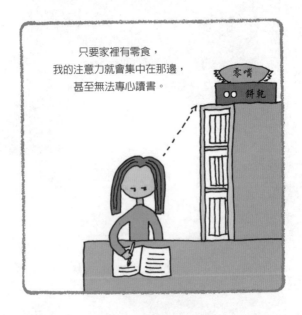

大學的時候，
大概就是從二十年前開始，我就一直很喜歡零嘴。

啊嗯
啊嗯

零嘴

糖果　巧克力棒　餅乾

只要家裡有零食，
我的注意力就會集中在那邊，
甚至無法專心讀書。

零嘴

餅乾

抱著一定要吃光的氣勢拆開包裝。

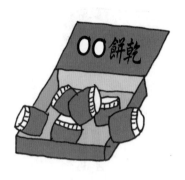

甚至連室友的海螺造型巧克力，
我也都全部吃乾抹淨。

沒關係啦。

抱歉，我再買新的給妳。

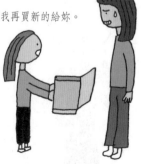

我這麼喜歡吃零食，但在做了胃切除手術之後，
怕會發生傾食症候群，所以都不敢吃。

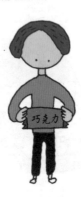

非常非常小的巧克力球，
就成了我最後的慰藉。

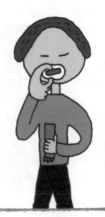

而且還得要偷偷吃。

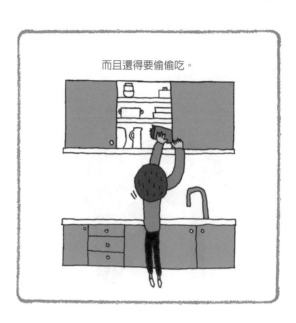

真美味。

媽媽沒有吃東西啊。

媽媽，妳在吃什麼？

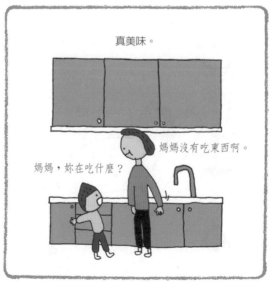

# 我一歲

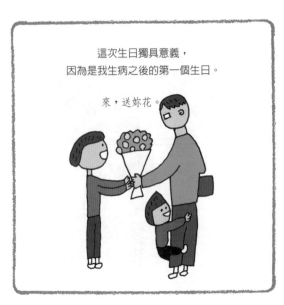

這次生日獨具意義，
因為是我生病之後的第一個生日。

來，送妳花。

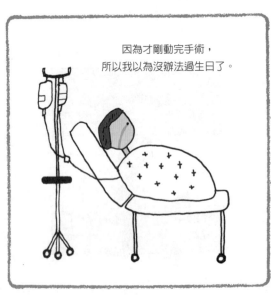

因為才剛動完手術，
所以我以為沒辦法過生日了。

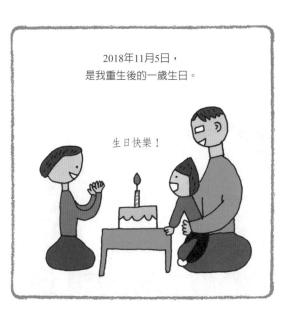

2018年11月5日，
是我重生後的一歲生日。

生日快樂！

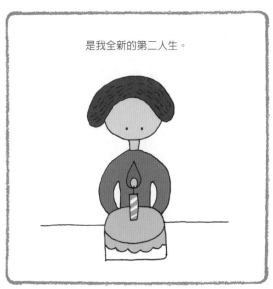

是我全新的第二人生。

我想過得比任何人都精采，
畢竟我好不容易一歲了。

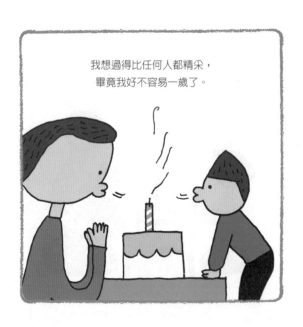

# 多利

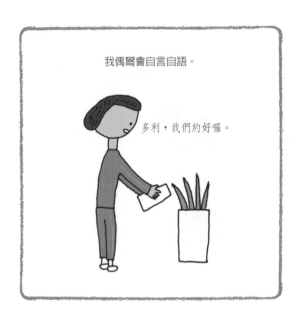

我偶爾會自言自語。

多利，我們約好囉。

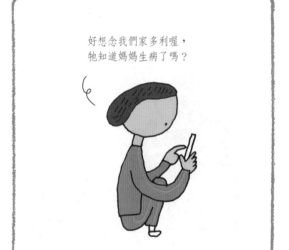

好想念我們家多利喔，
牠知道媽媽生病了嗎？

多利是我養過的14歲馬爾濟斯，
也是跟我共度20－30歲這段時光的家人。

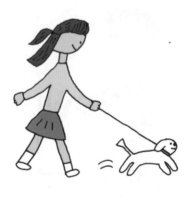

開心的時候，

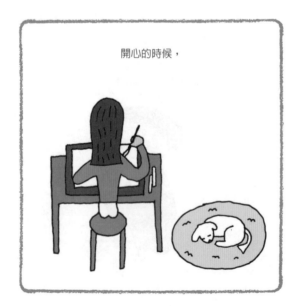

難過的時候，多利總是在身邊陪伴我。

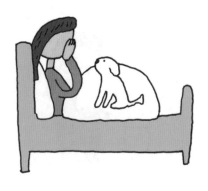

牠幾年前生了病，
在我動手術之前的三個月就到天國去了。

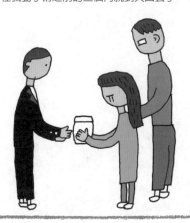

過去是流浪狗的牠，被領養來到我們家之後，
我便全心全意地愛牠，我想也許是牠知道我生病了，
想讓我專心養病，所以才先離開了吧。

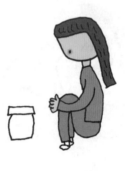

話雖如此，但牠卻從來不到我夢裡來玩，
真是無情，好想牠。

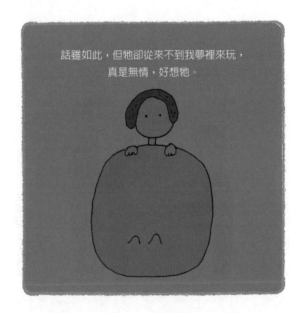

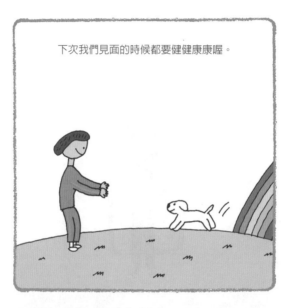

下次我們見面的時候都要健健康康喔。

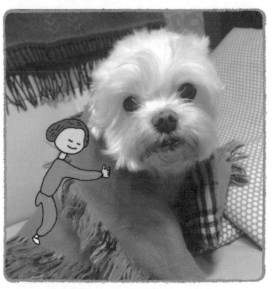

# 手術疤痕

我有蟹足腫，所以手術的疤痕看起來更明顯，
這讓我很難過。

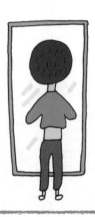

一次是剖腹產的痕跡。

小寶～

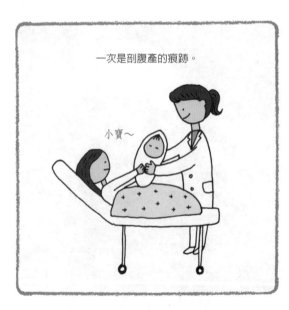

一次是胃部切除手術的痕跡。

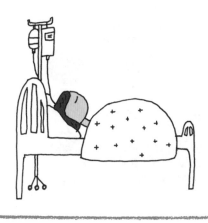

我一直想要找時間去治療這個問題，
現在抗癌藥的分量也減少了，我可以去醫院詢問了。

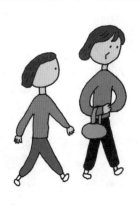

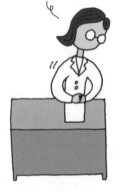

妳是什麼時候動手術的呢？

那還在做化療嗎？

九個月前。

對，目前還在治療中。

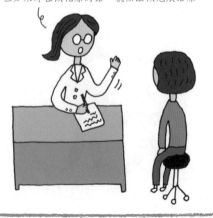

嗯⋯⋯疤痕治療要在有疤痕的部位注射，
這樣才能讓疤痕慢慢變得跟原來的膚色一樣，
但如果妳在做化療的話，就無法做疤痕治療。

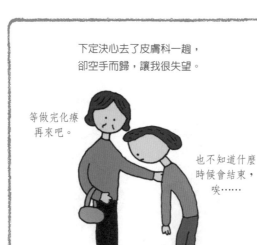

下定決心去了皮膚科一趟，
卻空手而歸，讓我很失望。

等做完化療
再來吧。

也不知道什麼
時候會結束，
唉……

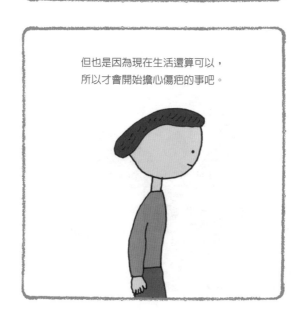

但也是因為現在生活還算可以，
所以才會開始擔心傷疤的事吧。

# 夢想的餐廳

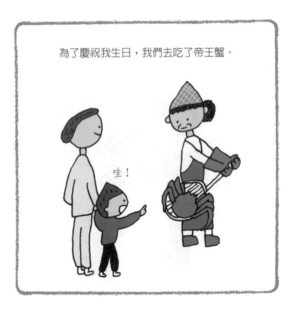

為了慶祝我生日，我們去吃了帝王蟹。

哇！

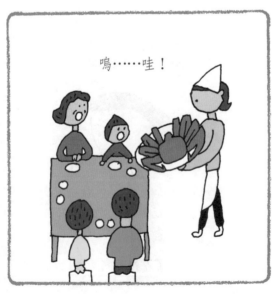

嗚……哇！

媽忙著剝蟹肉給我和小寶吃。

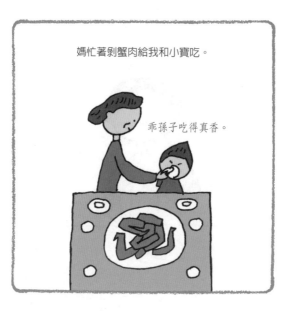

乖孫子吃得真香。

啊嗯，豪好吃。

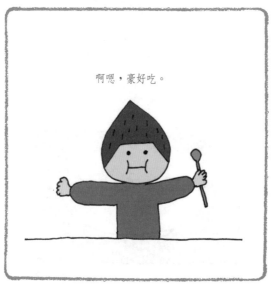

好久沒到外面用餐，真的很美味。

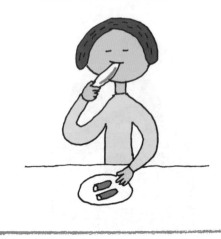

我把盤子一掃而空，
最後還吃了炒飯才回家。

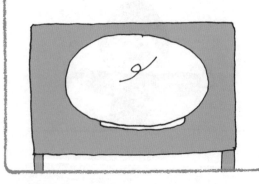

可能是太開心了，過度勉強自己進食，
那天整晚都為消化不良而痛苦。

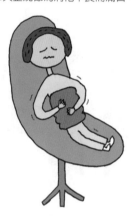

媽因為擔心我連覺都睡不好，
讓家人這樣擔心，我一直感到很抱歉。

唉唷，看來是我
讓妳吃太多了。

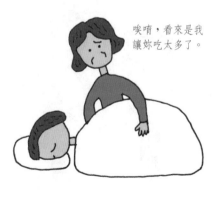

# 小寶的意義

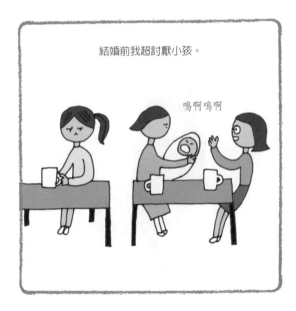

結婚前我超討厭小孩。

嗚啊嗚啊

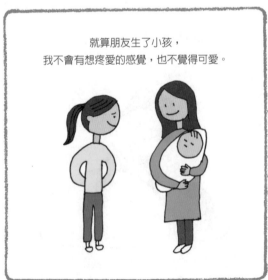

就算朋友生了小孩，
我不會有想疼愛的感覺，也不覺得可愛。

我覺得小孩是會迫使女性犧牲、
離開職場的存在。

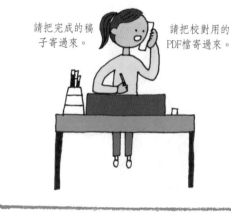

請把完成的稿
子寄過來。

請把校對用的
PDF檔寄過來。

經過12小時的陣痛之後生下了小寶，
一開始其實並不覺得他是我的小孩。

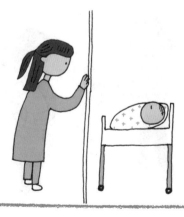

每天早上看著小寶哭鬧的樣子，
我才會驚覺「我生了一個小孩」。

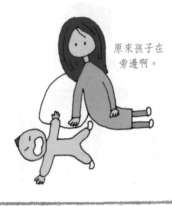

原來孩子在
旁邊啊。

甚至連媽都會唸我說
「妳這個當媽的都沒有母愛嗎」。

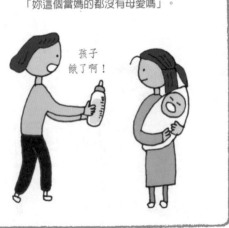

孩子
餓了啊！

隨著共度的時光漸漸增加，
我越認識小寶，對他的感情就越深。

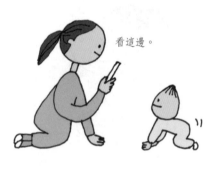

看這邊。

他不是讓我痛苦的孩子，
而是帶給我歡笑的兒子。

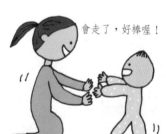

會走了，好棒喔！

這股滿足感甚至傳達到我的內心深處，
這是結婚前不曾有過的感受。

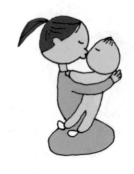

得知罹患癌症末期的時候，
我最先想到的就是小寶，
我不願意去想他的未來沒有母親。

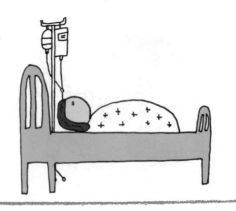

讓小寶在沒有母親的情況下長大，
實在是太不負責任了。

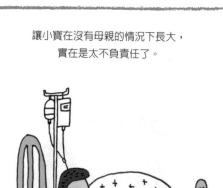

即使治療太痛苦，整個壓垮了我，
但只要想到小寶，我還是能笑著撐下去。

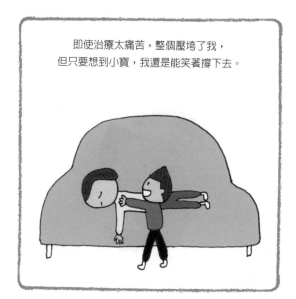

小寶填補了我的孤單，
成了我賴以維生的稻草。

我愛你。

偶愛妳。

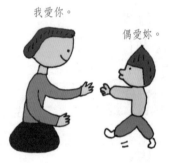

我想說，我來到這世界上做得最正確的事情，
就是生下了小寶。

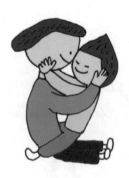

# 痛苦指數

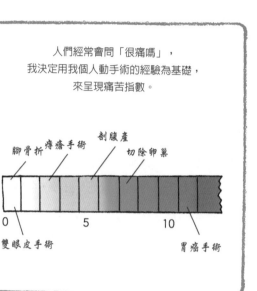

人們經常會問「很痛嗎」，
我決定用我個人動手術的經驗為基礎，
來呈現痛苦指數。

腳骨折　痔瘡手術　　剖腹產

　　　　　　　　　切除卵巢

0　　　　　　5　　　　　10

雙眼皮手術　　　　　　胃癌手術

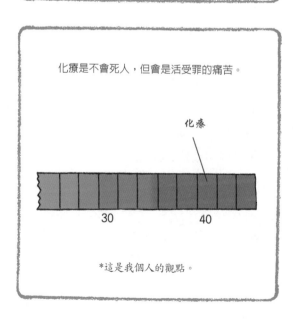

化療是不會死人，但會是活受罪的痛苦。

化療

30　　　　　　　40

*這是我個人的觀點。

# 11月的日記

朋友打電話給我。

「智會姊，祝妳一歲生日快樂！」

「哈哈哈，沒錯……我重生了。」

「智會姊，好羨慕妳才剛滿周歲！」

「哇，我現在一歲了對吧？好棒，超棒的。」

我想起曾經在某部紀錄片裡，聽到「花凋謝後才會結果」這句旁白。

既然我也浴火重生，現在會結果嗎？

希望會是非常飽滿的果實。

我一直感到很害怕。

11月30日去看診那天，因為實在太緊張了，害我的精神狀況一直很不穩定。

聽到醫生說的那句「妳有好好照顧身體」時，我不再喘不過氣，翻絞的腸胃也都瞬間舒暢，全身都鬆懈了下來。

我在候診室裡躺了一個小時。


因為短暫睡著的關係，以至於無法吃原本該在睡前吃的精神藥物。

因為一天沒吃藥，所以我的心情變得很憂鬱，總是莫名地感到無力。

雖然吃了鎮靜劑，但還是無法平息心中的煩躁。

連續做了三天的噩夢，讓我非常惱火。

「我的意志力就這麼脆弱嗎？」

我的怒火轉向無辜的老公。

可能是因為抗癌藥累積了太多，讓我對一切感到厭煩。

最後導致精神科又多開了一顆藥給我……

# 12月

幸好最近我開始有一些想吃的東西。

之前因為生病，

都不曾有過這類的想法。

食慾眞的很重要呢。

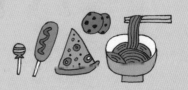

# 直回來了！

我們正在去癌症病房的路上。

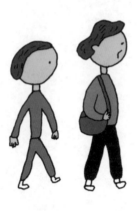

智會，
妳的腰又變直了耶。

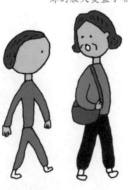

咦，真的耶！

手術完後我的腰一直直不起來，
過了十個月後終於又可以挺直了。

真棒。　　　　嘿嘿。

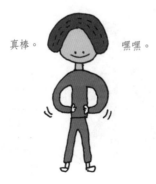

# 願望清單第九項

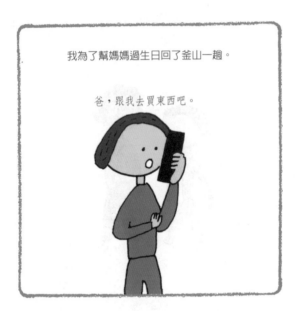

我為了幫媽媽過生日回了釜山一趟。

爸，跟我去買東西吧。

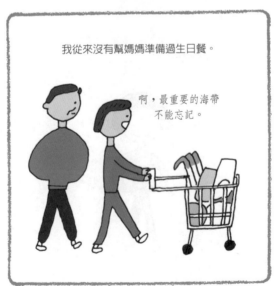

我從來沒有幫媽媽準備過生日餐。

啊，最重要的海帶
不能忘記。

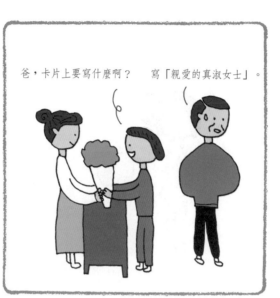

爸，卡片上要寫什麼啊？　寫「親愛的真淑女士」。

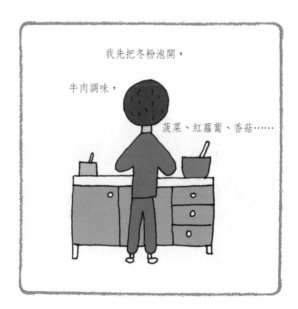

我先把冬粉泡開，

牛肉調味，

菠菜、紅蘿蔔、香菇……

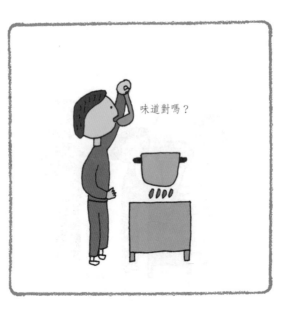

味道對嗎？

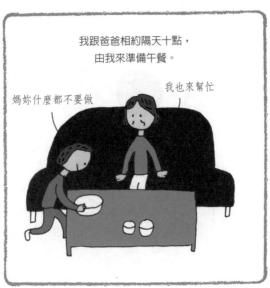

我跟爸爸相約隔天十點，
由我來準備午餐。

媽妳什麼都不要做

我也來幫忙

爸爸拿著藏在辦公室的一束花，
還有裝著現金的信封，
一邊喊著「我愛妳」一邊走進來。

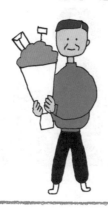

唉唷，真是的，沒想到我居然
會收到妳爸送的花。

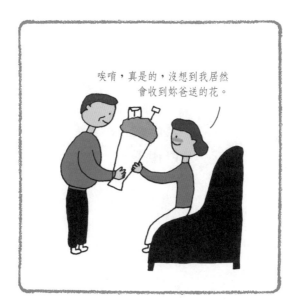

就這樣，我們辦了一個生日派對。

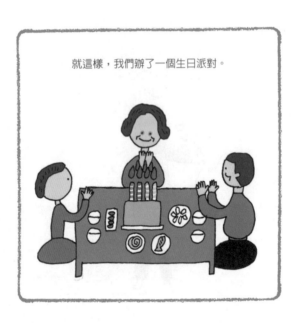

親愛的媽媽，

生日快樂。

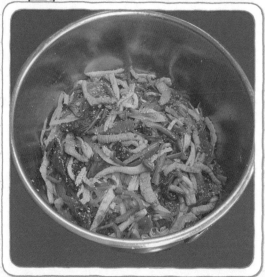

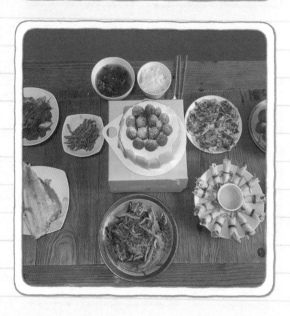

# 吃播

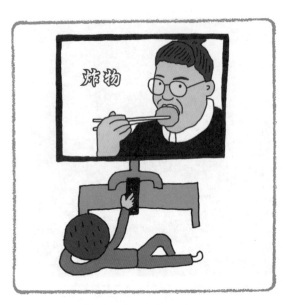

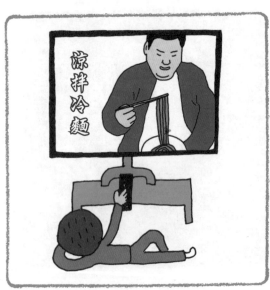

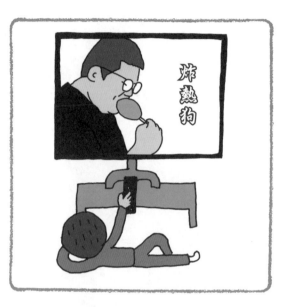

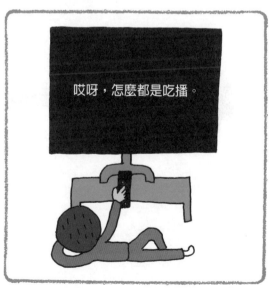

好

想

吃

喔

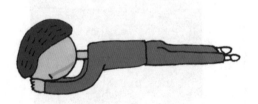

# 自在的關係

動手術前，我怕會超過一個星期無法洗頭，
所以就先買了乾洗髮，但卻沒機會用。

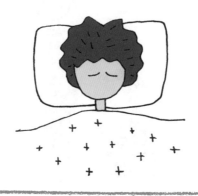

化療過程中，
嚴重的時候經常超過一個月都沒辦法洗澡。

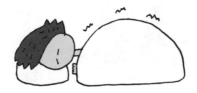

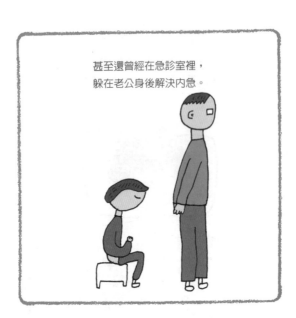

甚至還曾經在急診室裡，
躲在老公身後解決内急。

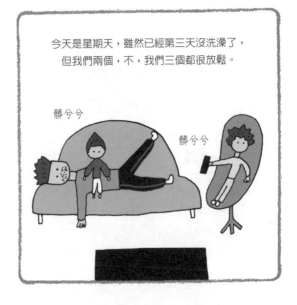

今天是星期天，雖然已經第三天沒洗澡了，
但我們兩個，不，我們三個都很放鬆。

髒兮兮

髒兮兮

因爲是家人。

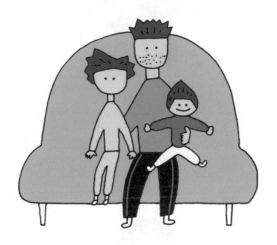

# 泡菜鍋

我在看介紹泡菜鍋餐廳的節目，
感覺自己好像可以吃點泡菜。

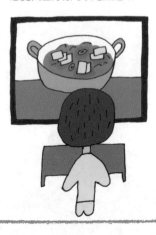

之前都一直只吃用醬油調味的食物，
也已經吃膩了。

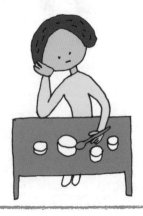

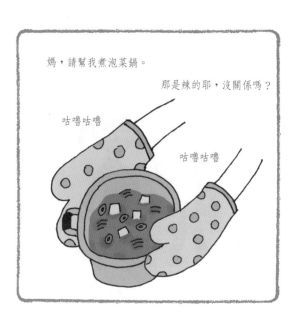

媽，請幫我煮泡菜鍋。

那是辣的耶，沒關係嗎？

咕嚕咕嚕

咕嚕咕嚕

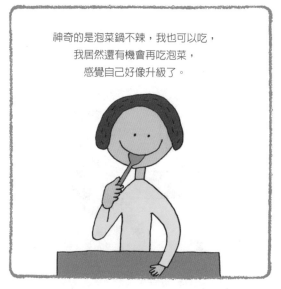

神奇的是泡菜鍋不辣，我也可以吃，
我居然還有機會再吃泡菜，
感覺自己好像升級了。

# 我的朋友

大學時有一個很要好的朋友。

要不要去看展覽？　　　好啊！

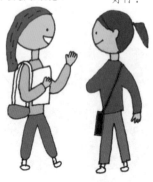

畢業之後，二十多歲的我們都過得非常憂鬱，
就漸漸疏遠了。

文件的格式跑掉了。

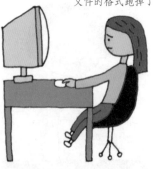

生病之後，
我卻特別想念這位朋友。

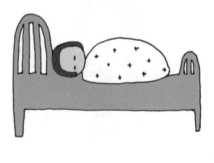

輾轉之下問到她的聯絡方式。

你知道○○的
電話號碼嗎？

你有跟○○聯絡嗎？

能不能幫我
問一下？

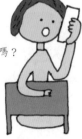

明明就找得到，
為什麼之前我們一直沒有聯絡對方呢？

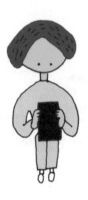

朋友聽說了我的消息便大哭了起來，
反而是我來安慰她。雖然睽違十年才說上話，
但卻好像昨天才見過面一樣。

我一直都很想妳。

我很開心耶，
妳不要哭。

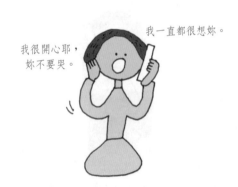

我們很快就約見面，也恢復跟對方的聯絡。

妳怎麼跟十年前一樣都沒變啊？

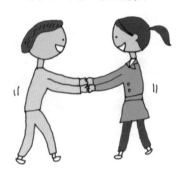

可能是因為生病讓我有了勇氣，
也因此找回重要的朋友，真是太好了。

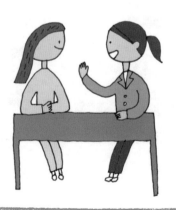

# 很慢很慢

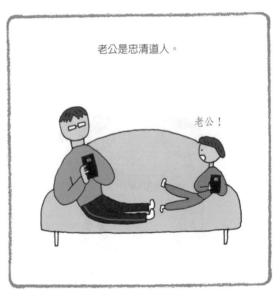

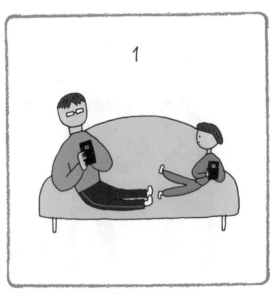

2

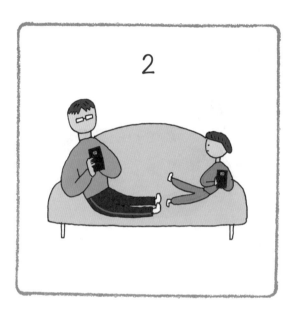

3

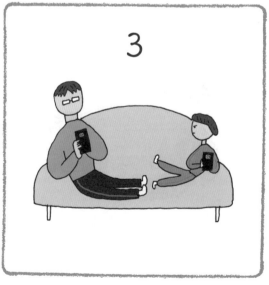

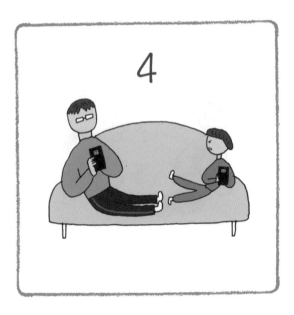

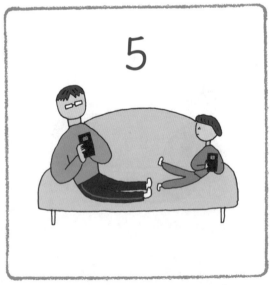

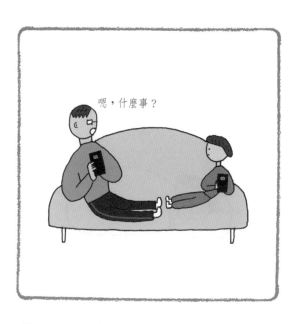

嗯，什麼事？

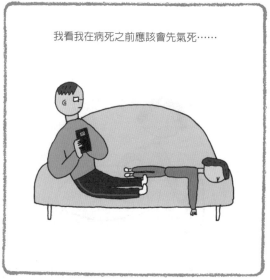

我看我在病死之前應該會先氣死……

# 禮物

這十天來一直很不舒服，
週末就讓老公照顧小寶，
我則繼續躺在床上睡覺。

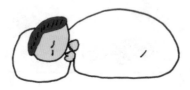

睡醒之後，發現枕頭旁邊放了一顆糖果。

咦？

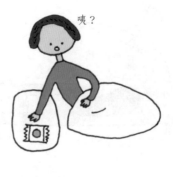

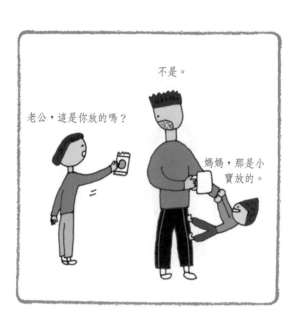

不是。

老公，這是你放的嗎？

媽媽，那是小
寶放的。

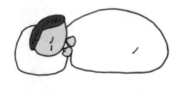

醒來吃個藥之後，我又回去睡了。

第二次醒來，
發現枕頭旁邊有一包我平常在喝的蔬菜汁。

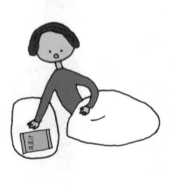

這是什麼？
是小寶給媽媽的嗎？

對，媽媽快喝！

唉唷唷，這小子真像聖誕老人，
是我的寶物！

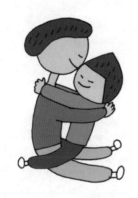

# 冬天的開始

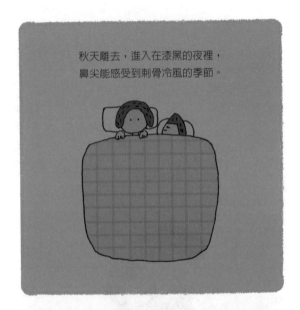

秋天離去，進入在漆黑的夜裡，
鼻尖能感受到刺骨冷風的季節。

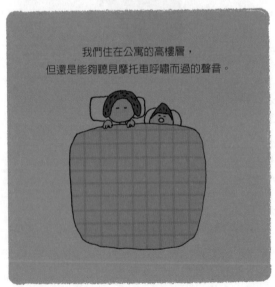

我們住在公寓的高樓層，
但還是能夠聽見摩托車呼嘯而過的聲音。

越來越小的引擎聲，突然讓我感到有些悲傷。

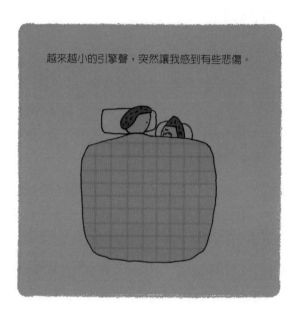

# 12月的日記

開始不打鉑瑞停注射劑，只吃截瘤達之後，我的狀況確實好轉了。

同時使用鉑瑞停注射劑跟截瘤達，真的會讓人變得面目全非。

人會痛到沒辦法正常走路，甚至連眼睛都睜不開。

痛苦到只要在每次療程間的空白期，能到家門口的公園去坐著行光合作用，都會讓我感激涕零。

但現在不必打鉑瑞停了，我開始有說話的力氣，還能夠抱抱小寶、用自己的腳走路，感覺好像重獲新生。

用鼻孔呼吸的同時，也感覺生命力傳遍了我身體的每個角落。

生病之前跟生病之後最大的差異，就是我開始以更寬容的想法看待這個世界。

開始不再貪心地想要存多少錢去做什麼事情。

也開始不在意那些景氣不佳的新聞了。

不再跟每天上班就像去打仗的老公吵架。

曾經對育兒這件事感到痛苦，如今卻覺得小寶更可愛，也更感覺到家人的珍貴。

我了解到溫暖的午後，在窗邊曬著太陽，一邊喝著香濃的咖啡一邊聽音樂的時刻實在彌足珍貴。

我持續便血，下腹部也感覺很沉重。

好害怕。

「應該要去看一下婦產科……會不會又得了另一種癌症？」

最近只要哪裡稍微不舒服，我就會開始害怕會不會又是另一種癌症，感覺自己好像對健康太過敏感了。

因為擔心夜而不成眠，隔天去了婦產科，等了好久才終於輪到我看診。

「是因為抗癌藥的關係，使子宮內膜變薄了，我開點藥給妳吃。」

「應該不是子宮癌之類的吧？」

「不要擔心，超音波看起來沒有異常。」

「好，謝謝醫生。」

這時我才終於一掃心中的緊張，可以帶著輕鬆的心情回家。

# 1月

大家都有各自的困難，

有時候真的很累、很辛苦，

但在那樣的困難之中，

我們可以看見一個逐漸改變的自己。

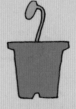

## 染髮？燙髮？

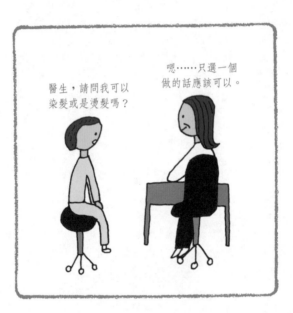

醫生，請問我可以染髮或是燙髮嗎？

嗯……只選一個做的話應該可以。

要選哪個好呢？染髮？燙髮？染髮？燙髮？
頭髮這麼短，就應該要染髮吧，
要不要聯絡一下同書髮廊呢？

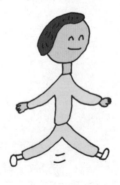

我們髮廊偶爾也會有病患來喔，
這樣也可以稍微轉換一下心情。

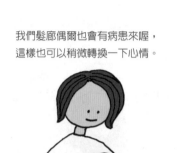

太棒了，
謝謝妳！

原本都一直是黑髮，現在換成比較亮的髮色，
看了真開心。同書，謝謝你！

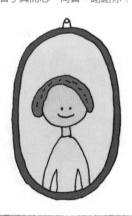

# 我個人的藉口

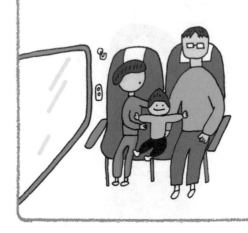

今年過年，我跟老公一起回釜山的娘家。

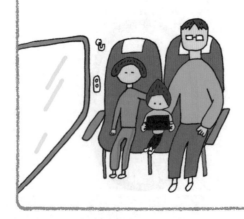

我們總是以娘家太遠、太忙為由，
隔幾年才回去過節。

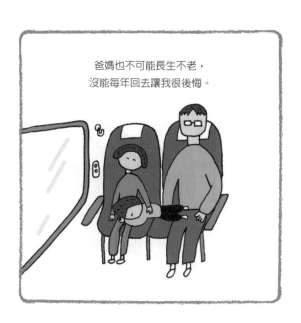

爸媽也不可能長生不老，
沒能每年回去讓我很後悔。

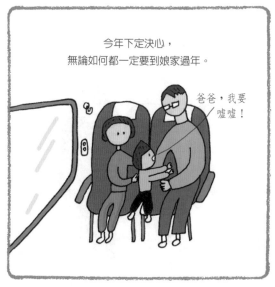

今年下定決心，
無論如何都一定要到娘家過年。

爸爸，我要
噓噓！

雖然這段路程不太輕鬆，

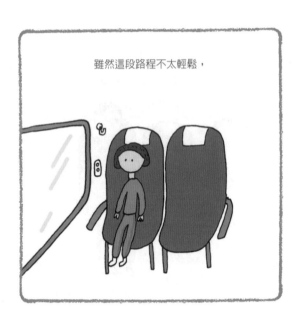

但我覺得心情很輕鬆。

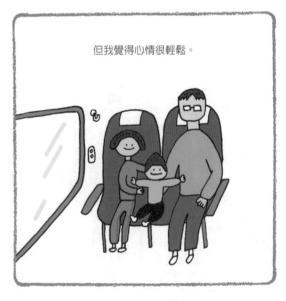

# 我的心情沉重萬分

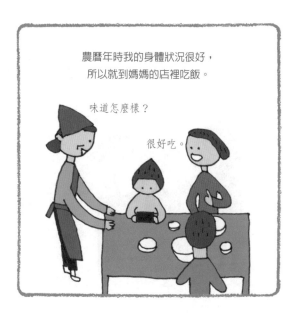

農曆年時我的身體狀況很好，
所以就到媽媽的店裡吃飯。

味道怎麼樣？

很好吃。

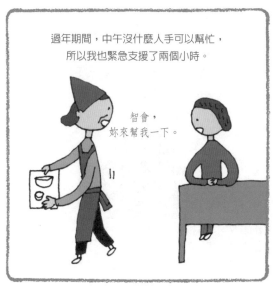

過年期間，中午沒什麼人手可以幫忙，
所以我也緊急支援了兩個小時。

智會，
妳來幫我一下。

因為是小吃店，
所以要一直接受點餐、上菜。

結帳。

好的……
這該怎麼弄？

這邊要兩條飯卷
還有刀削麵。

這邊要拌飯
跟湯餃。

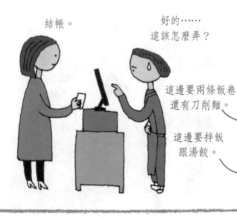

要顧到外帶的客人，
還要記得附上泡菜、醃蘿蔔，還要收拾空的碗筷，
不知不覺間兩個小時就過去了。

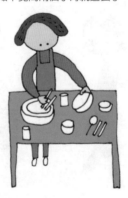

因為實在太累，我馬上就回家去休息。

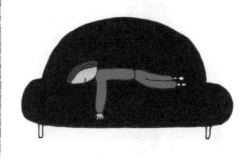

不過是工作兩個小時就累成這樣，
媽媽卻從早到晚都在廚房做事、打掃、做雜事。

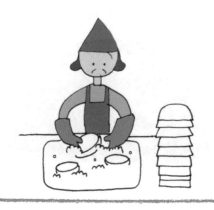

都沒辦法休息，
還到首爾來幫我煮飯⋯⋯

我覺得心情好沉重，不，應該說是難過。

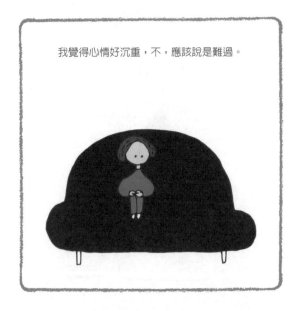

而雖然知道這一點，卻還是不得不接受媽媽幫助，
我實在對自己感到心寒。

辛苦了。

小寶，奶奶馬上煮
晚餐給你吃喔。

# 挑戰名店！

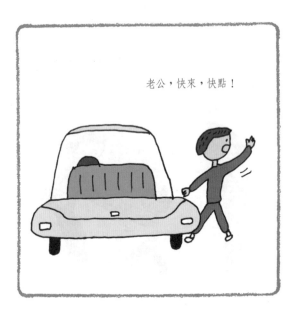

老公，快來，快點！

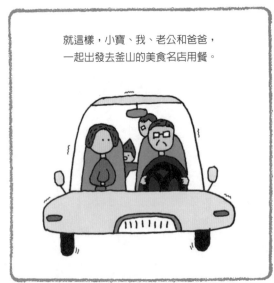

就這樣，小寶、我、老公和爸爸，
一起出發去釜山的美食名店用餐。

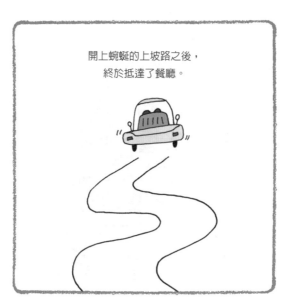

開上蜿蜒的上坡路之後，
終於抵達了餐廳。

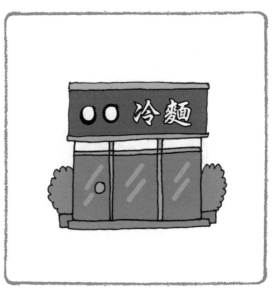

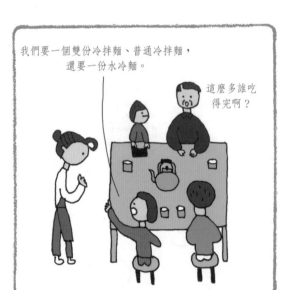

我們要一個雙份冷拌麵、普通冷拌麵，
還要一份水冷麵。

這麼多誰吃
得完啊？

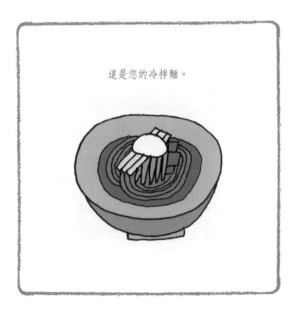

這是您的冷拌麵。

超有嚼勁的細麵體，再加上清淡又可口的醬料，
清爽的湯頭，真是太美味了。

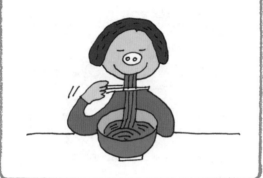

既然都來到知名的餐廳，當然不可能只吃冷拌麵啊，
一定要順便吃個水冷麵才行。

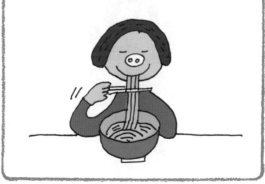

我們把所有的菜吃得一乾二淨。

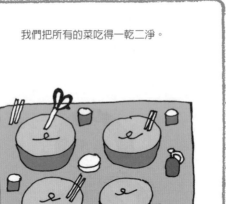

冷拌麵挑戰成功！

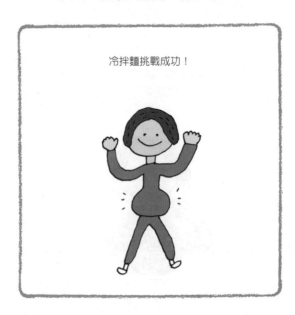

## 結婚滿意度調查

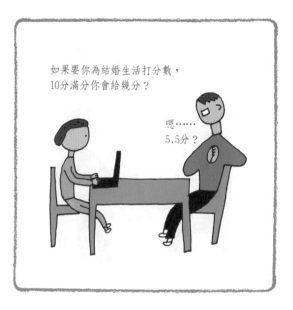

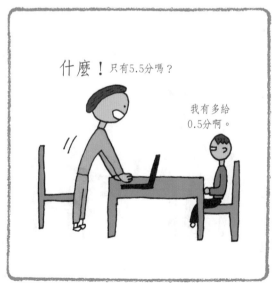

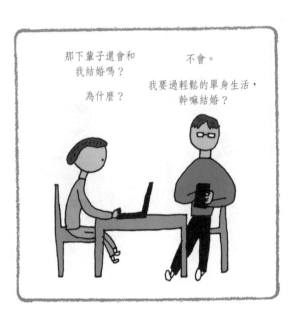

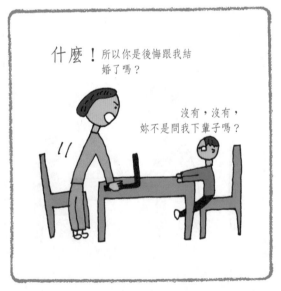

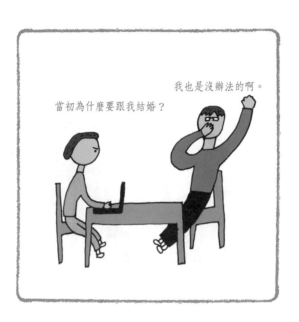

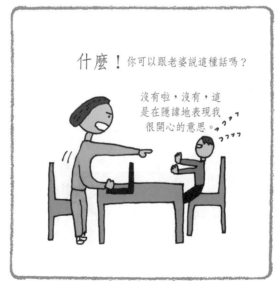

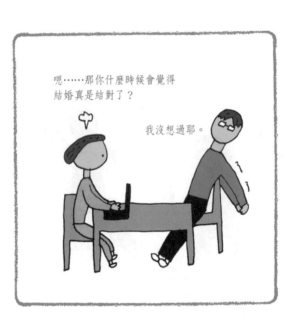

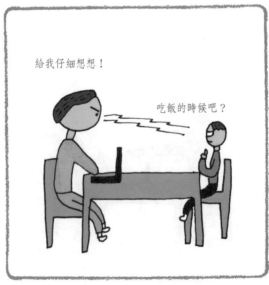

你真是好大的膽子，
反正給我說結婚很棒就對了！

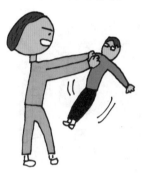

以上，是婚姻生活邁入第四年的
幸福夫妻婚姻滿意度現況。

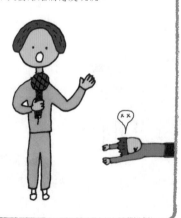

# 我夢想的家

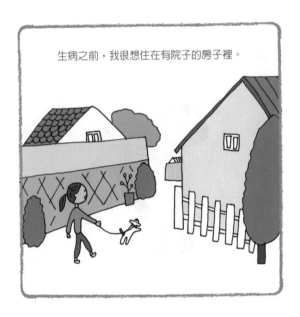

生病之前，我很想住在有院子的房子裡。

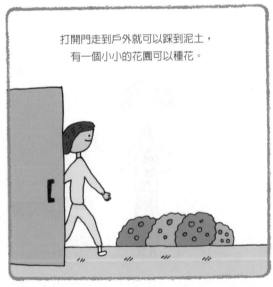

打開門走到戶外就可以踩到泥土，
有一個小小的花園可以種花。

但現在住在公寓大樓的14樓，
沒辦法達成這個願望。

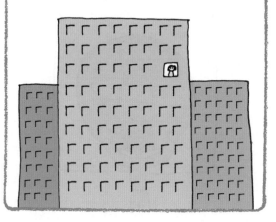

手術之後，因為覺得不知道能活到什麼時候，
我短暫放棄了這個夢想，但後來又覺得此時不做
更待何時，於是便開始到處看房子。

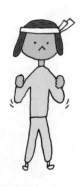

首先，區域限定在老公方便上下班的地區，
我將主要的範圍鎖定在京畿道生活圈。

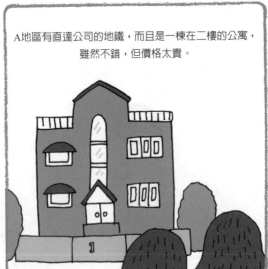

A地區有直達公司的地鐵，而且是一棟在二樓的公寓，
雖然不錯，但價格太貴。

B地區是應有盡有的小住宅區，
要花光我們所有的存款，然後還得貸款，
才有辦法以高額押金免月租的方式住進去。

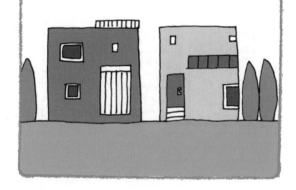

C地區的房子很好看，院子也打理得非常好，
我非常喜歡，但老公上下班得花3到4小時。

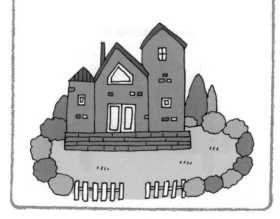

雪上加霜的是，公寓的售價已經凍漲好幾年，
這幾年幾乎沒有成交的案例。

我們在想，或許到春天狀況就會好轉，
於是決定再等等，並趁著空檔多看一些房子。

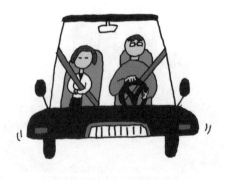

但幾個月過去了，現在我依然住在公寓裡，
也沒有人來看房子，最重要的是一直為了看房子
往郊外跑，已經讓我感到疲憊。

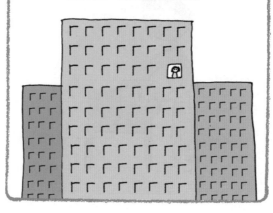

我還是夢想擁有一棟有庭院的房子，
總有一天一定會實現的。

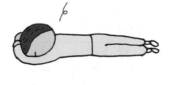

# 極差

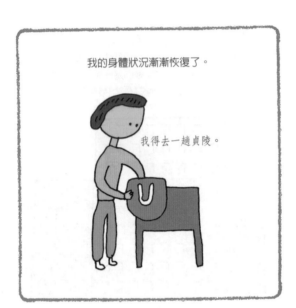

我的身體狀況漸漸恢復了。

我得去一趟貞陵。

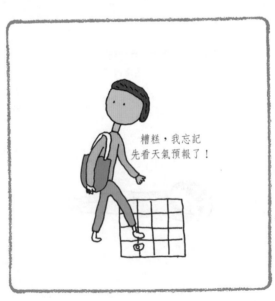

糟糕，我忘記
先看天氣預報了！

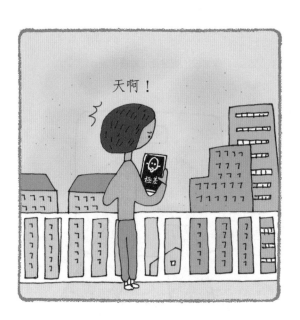

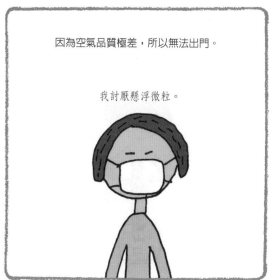

# 非自願的減肥

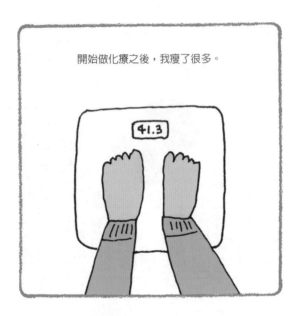

開始做化療之後，我瘦了很多。

41.3

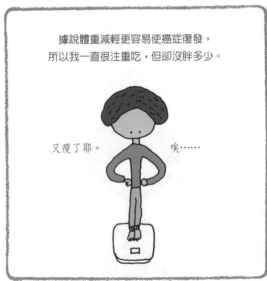

據說體重減輕更容易使癌症復發，
所以我一直很注重吃，但卻沒胖多少。

又瘦了耶。　　　　唉……

我也因此能穿上懷孕前買的牛仔褲，
真不知道該開心還是該難過……

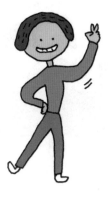

# 願望清單第三項

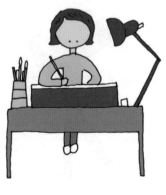

十年前，
我出了一本叫做《樂歪人》的圖文書。

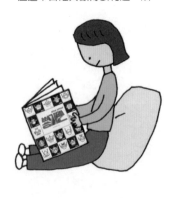

雖然有自誇的嫌疑，
但這本書確實做得很有趣，哈。

因為是結婚前的事情，所以我也稍微想像了一下跟小孩一起看書的樣子，尤其小孩子來找我簽名的時候，更容易讓我聯想到這個情景。

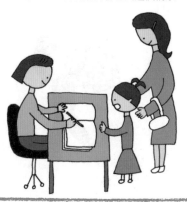

不過現在，我真的會跟小寶一起看《樂歪人》。

砰砰砰　　　　　　砰砰砰

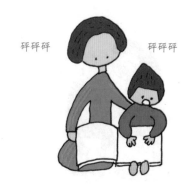

去拿一本你想看的書。

這本，這本。

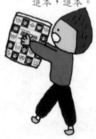

這就是幸福嗎？

他是五歲的帥氣機器人喔。

小寶今年四歲。

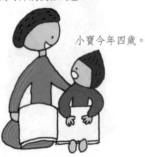

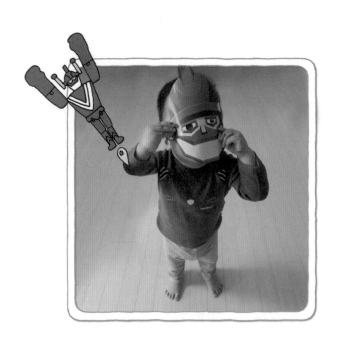

我們已經開始讀了《樂歪人》，

現在我在想，

是不是也要慢慢開始一起讀我其他的繪本。

希望小寶會喜歡……

## 仍然很悲傷

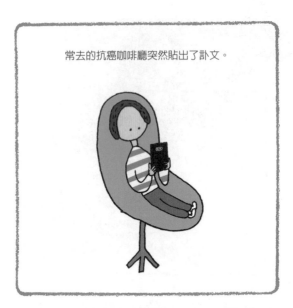

常去的抗癌咖啡廳突然貼出了訃文。

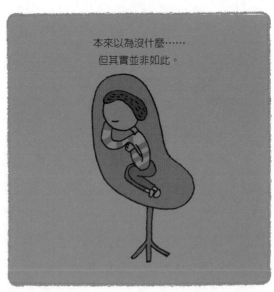

本來以為沒什麼……
但其實並非如此。

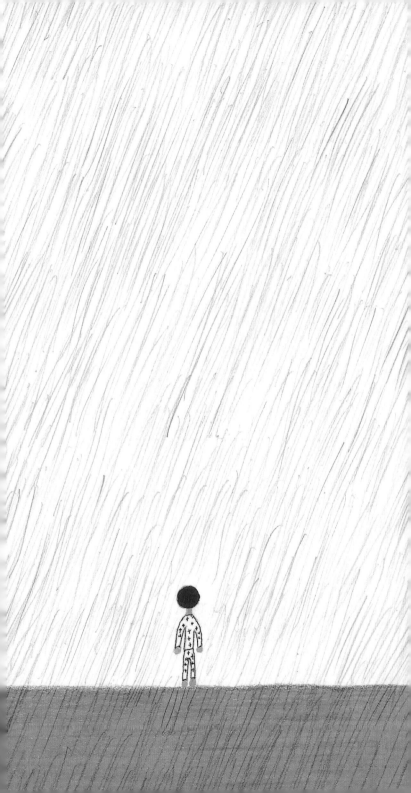

# 緣分

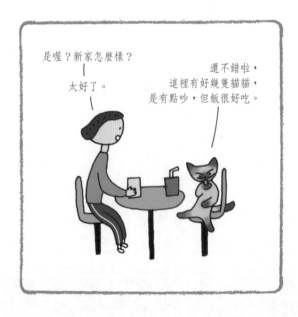

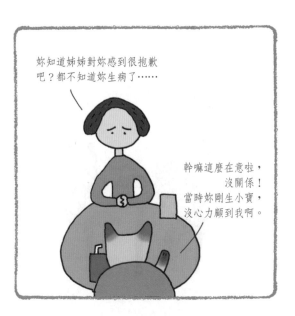

妳知道姊姊對妳感到很抱歉吧？都不知道妳生病了……

幹嘛這麼在意啦，沒關係！當時妳剛生小寶，沒心力顧到我啊。

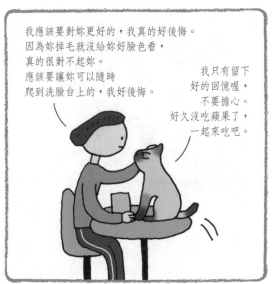

我應該要對妳更好的，我真的好後悔。因為妳掉毛就沒給妳好臉色看，真的很對不起妳。應該要讓妳可以隨時爬到洗臉台上的，我好後悔。

我只有留下好的回憶喔，不要擔心。好久沒吃蘋果了，一起來吃吧。

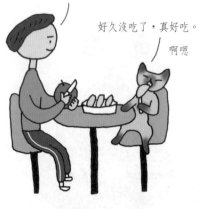

嗯，我切給妳吃，
妳很挑食，但卻很喜歡蘋果對吧？

好久沒吃了，真好吃。

啊嗯

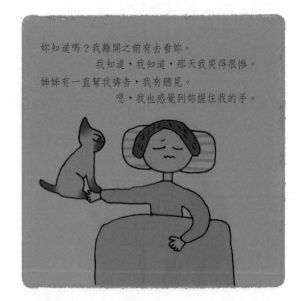

妳知道嗎？我離開之前有去看妳。

我知道，我知道，那天我哭得很慘。

姊姊有一直幫我禱告，我有聽見。

嗯，我也感覺到妳握住我的手。

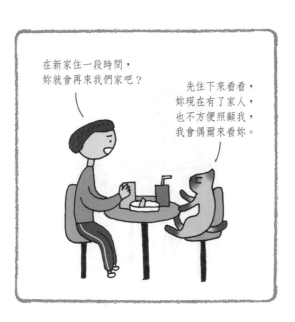

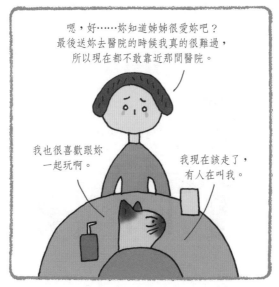

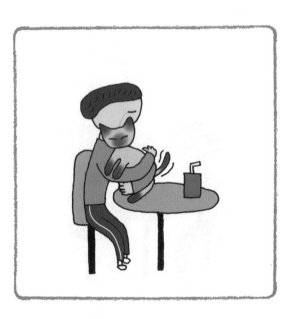

一定要再來玩喔！緣分啊！
我在這裡等妳，一定要來喔！

喵嗚～

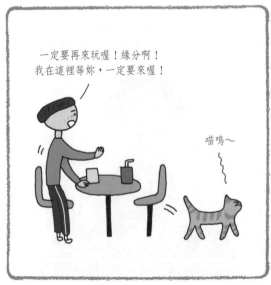

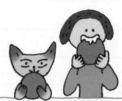

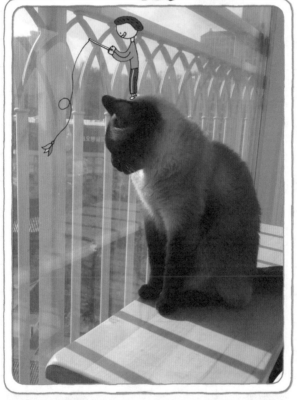

# 是好吃的藥嗎？

生病之後，經常要吃各式各樣的藥，
看在小寶眼中我就成了經常偷偷吃藥的人。

媽媽，妳在吃什麼？

因為癌症藥不能用手去摸，
所以我都躲起來偷偷吃，對小寶來說，
藥就變成需要偷偷吃又很美味的東西。

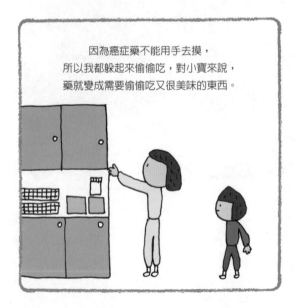

我要去吃藥的時候，小寶就會跟過來說：

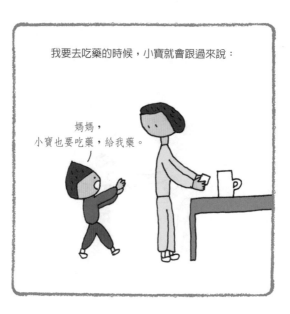

媽媽，
小寶也要吃藥，給我藥。

我逃了好幾次，

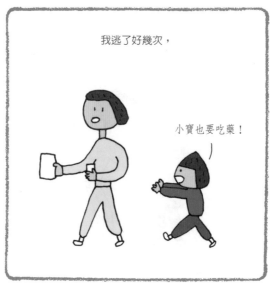

小寶也要吃藥！

最後只好拿出兒童用維他命，當成是藥給他。

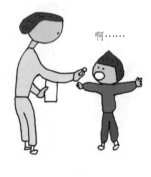

啊⋯⋯

結果就變成一天讓他吃好幾次維他命了。

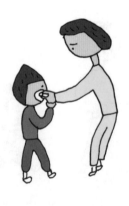

甚至連感冒藥這種比較苦的藥，
他也吃得很開心。

小寶也要吃藥。

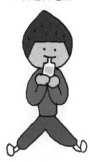

每當看到他這麼愛吃藥的樣子，
我都不知道該高興還是該難過。

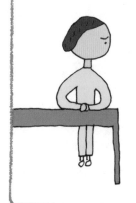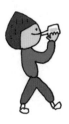

# 1月的日記

今天是要做電腦斷層掃描的日子。

電腦斷層掃描通常都是在看診前一星期做，做之前得先喝500毫升的水，這對胃癌患者來說也不是什麼容易的事。

花了20分鐘，好不容易慢慢地把這些水喝完，然後才去到下個地方準備打針。

一位看就知道缺乏經驗的護理師，將橡皮繩綁在我的手臂上以讓血管浮現，接著用針頭戳了好幾次我的血管。

「啊，對不起，我重來一次。」

「好，沒關係。」

我輕聲地說。

雖然他戳破我的血管，害我痛到不行，但我還是沒有對他發脾氣。

我覺得反正又不會死，何必為了這種事情生氣？


我不夠有智慧。

幾天前看了一篇精神科醫師寫的隨筆，讀到

他說癌症二期、做了三次化療，不禁覺得「這
有很辛苦嗎？」

朋友說感冒讓他很痛苦，我也在想這到底有什
麼好大驚小怪的。

所以我只簡短地回說「是喔，要小心感冒
喔。」

「我的病最痛苦」這個想法，不知不覺間在我
的腦海扎根。

其實病得比我更重的人醫院裡多的是。

我突然想起一位藝人曾說過「並不是你痛苦我
就不痛苦」這句話。


我想住進一棟有庭院的房子。

真的很討厭現在住的14樓公寓。

總是有一種飄在空中的感覺。

我想住在被樹木環繞，一開門就能踩到泥土，

附近有公園，也方便老公上下班的地方……

但只憑我手上的錢，無法實現這個願望。

不如我獨自搬到鄉下去怎麼樣？

# 2 月

不知不覺間我已經適應化療了。

雖然很虛弱，

但還能應付日常生活。

現在我偶爾會忘記自己是病患這件事。

這是令人開心的事。

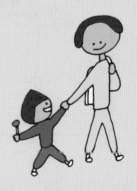

# 其他的家人

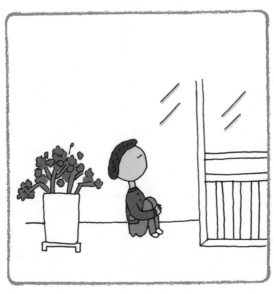

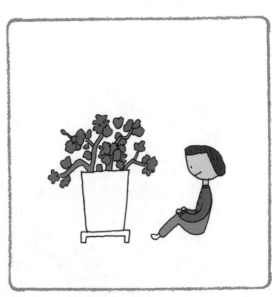

因為花總是開著，所以我不太在意它，
但那天卻覺得花特別美。

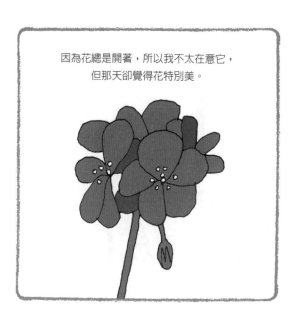

突然間，
我下意識地開始在網路上購買盆栽。

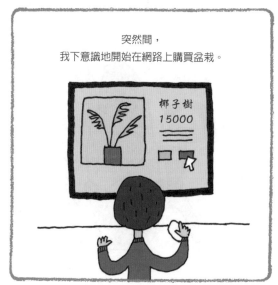

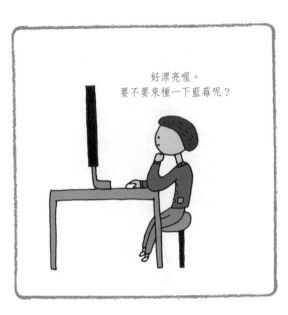

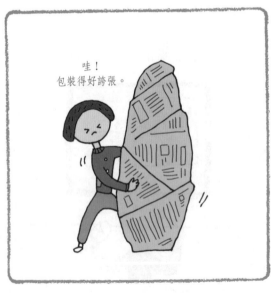

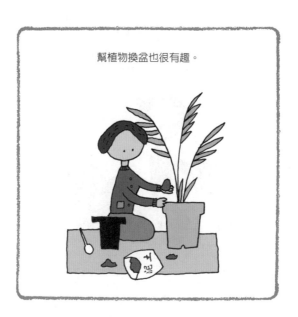

幫植物換盆也很有趣。

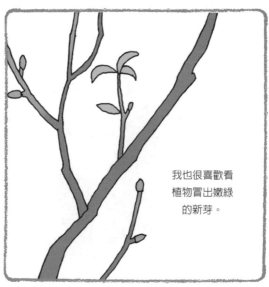

我也很喜歡看
植物冒出嫩綠
的新芽。

這也讓我開始關注之前一直忽略的虎尾蘭，
並幫它弄了一個新家。

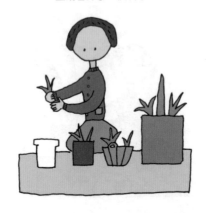

最近我喜歡靜靜坐在盆栽旁邊。

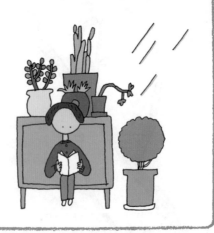

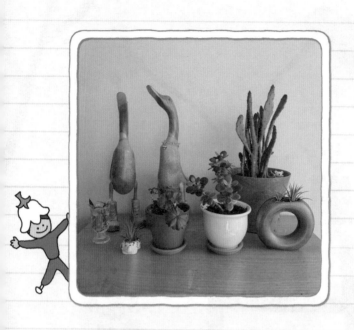

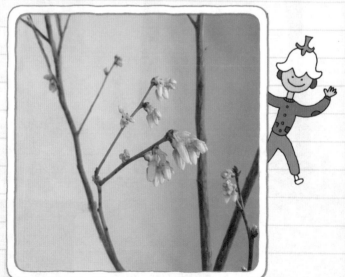

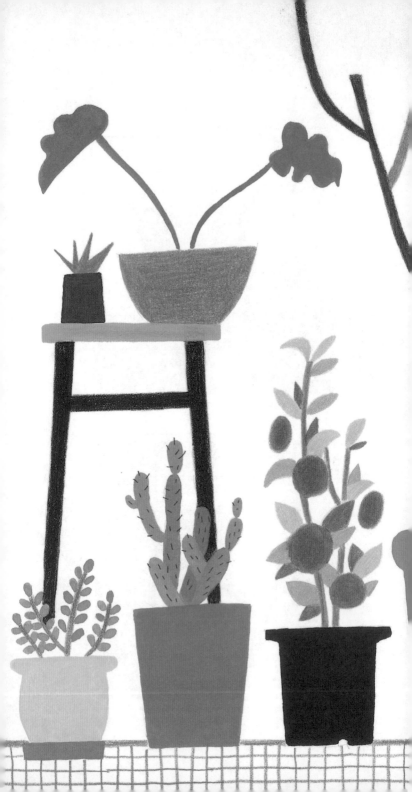

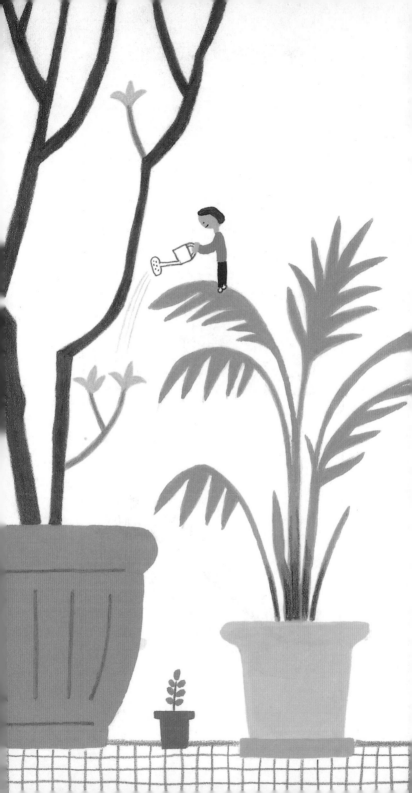

# 大醫院

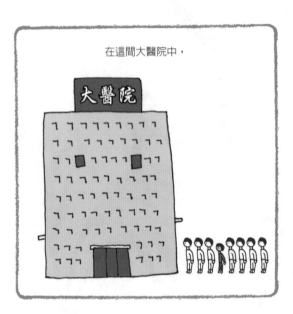

在這間大醫院中，

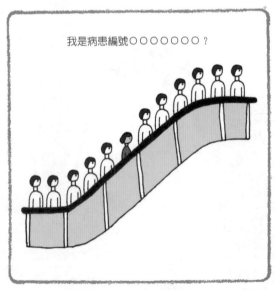

我是病患編號○○○○○○○？

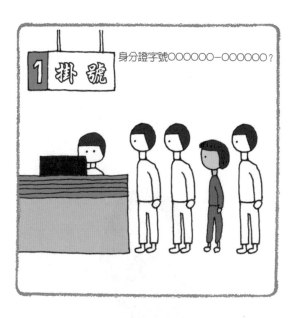

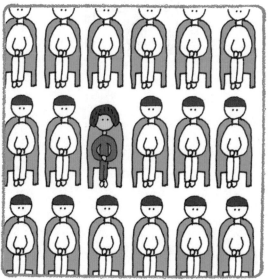

尹智會這個人不存在。

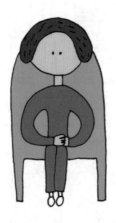

夢

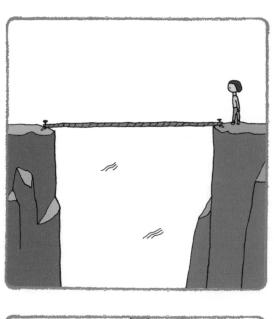

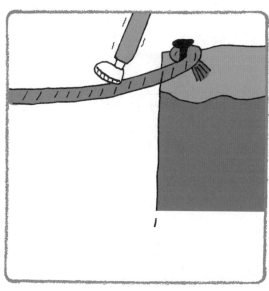

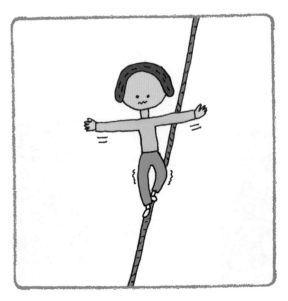

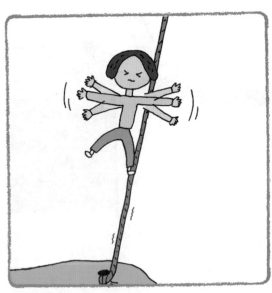

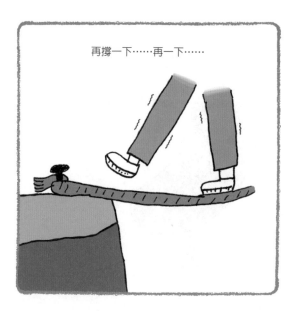

再撐一下……再一下……

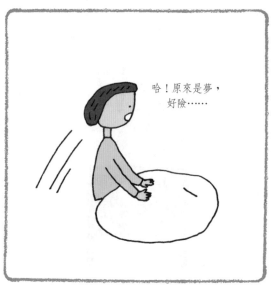

哈!原來是夢,
好險……

# 屬於我的療癒時光

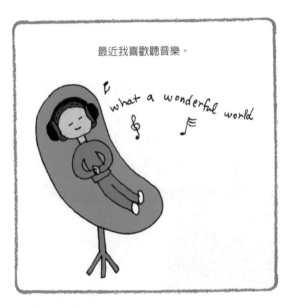

最近我喜歡聽音樂。

what a wonderful world

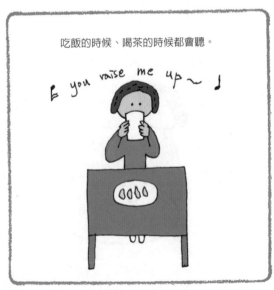

吃飯的時候、喝茶的時候都會聽。

you raise me up～

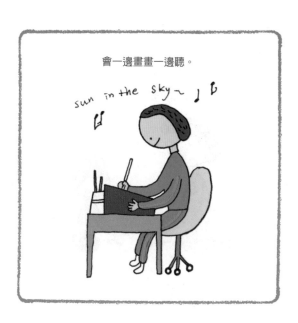

會一邊畫畫一邊聽。

sun in the sky~ ♩ ♭

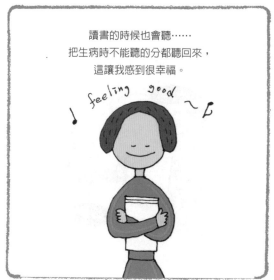

讀書的時候也會聽⋯⋯
把生病時不能聽的分都聽回來，
這讓我感到很幸福。

♩ feeling good ~ ♭

## 只想留給你美好回憶

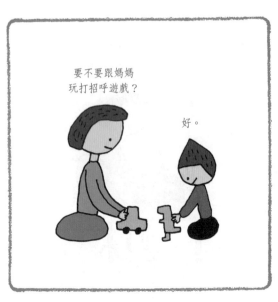

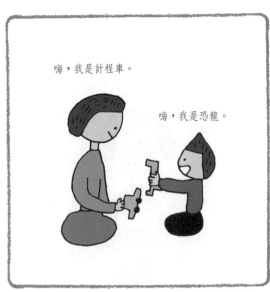

手術完後我有想過，希望治療可以在小寶能夠記住這一段時間的事情之前結束。

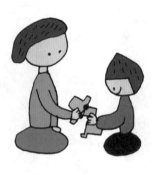

咻，計程車飛起來了。

恐龍也飛起來了。

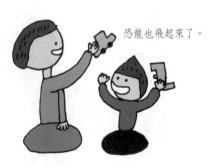

# 沒關係

生病之後，我們都會為對方著想，
但卻經常爭吵。

媽媽
我
老公
小寶

我跟媽媽已經分開生活二十年了，
現在卻因為生病的關係經常見面，經常產生摩擦。

囉哩叭唆

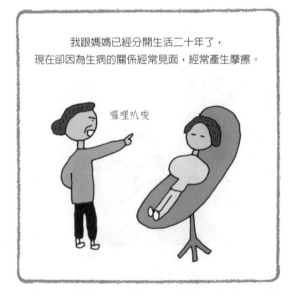

老公總是加班，常常整個晚上不見人影。

也不知道報個平安，
只會工作……

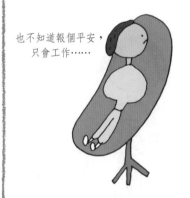

遇到這種情況我都會不高興，
要是以前肯定會經常爭吵，
但現在實在沒那個力氣。

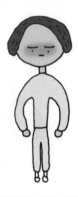

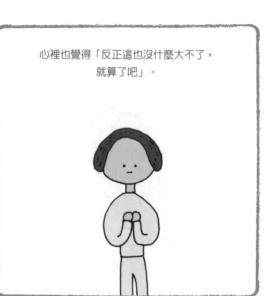

心裡也覺得「反正這也沒什麼大不了，
就算了吧」。

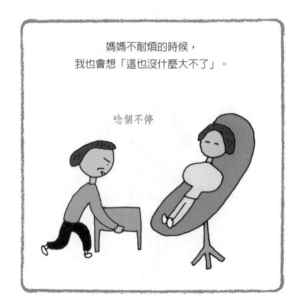

媽媽不耐煩的時候，
我也會想「這也沒什麼大不了」。

唸個不停

每次感到不滿時，
我都會想「反正也沒什麼大不了」。

週末怎麼不陪孩子玩一下？

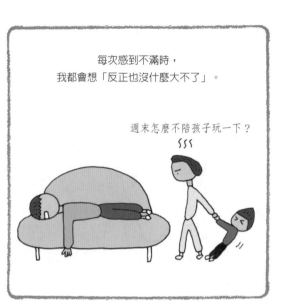

這樣過著過著，
發現我變得比以前更懂得包容了。

爸爸很累，
跟媽媽一起玩吧。

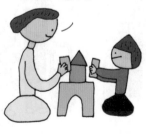

# 妹妹啊

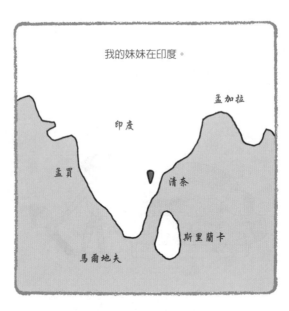

我的妹妹在印度。

孟加拉

印度

孟買

清奈

斯里蘭卡

馬爾地夫

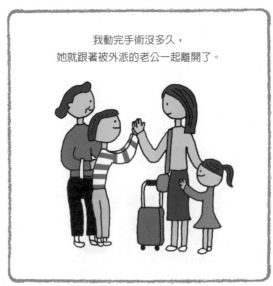

我動完手術沒多久，
她就跟著被外派的老公一起離開了。

什麼時候能再見面呢？還能活著再見到她嗎？
那時我真的很難過。

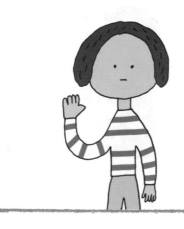

某天，妹妹從印度寄了禮物來。

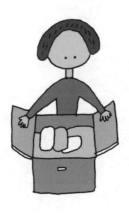

色彩繽紛，正好是我的最愛，妹妹真會挑禮物。

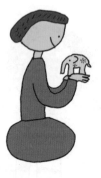

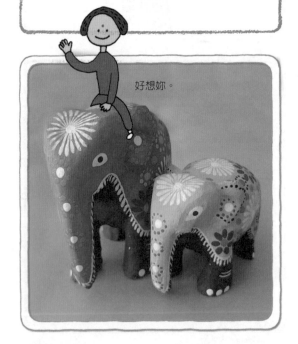

好想妳。

# 時間就是藥

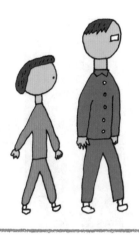

睽違六星期，我又再度去看診。

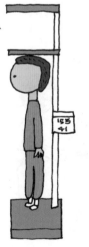

總是依照固定的順序，
完成抽血檢查、量血壓、
量身高、量體重等。

原本要搭電梯，

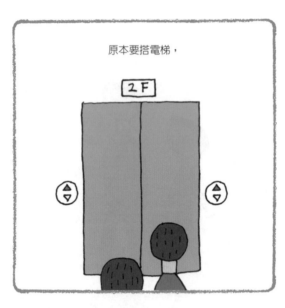

卻看見一位寸步難行的病患。

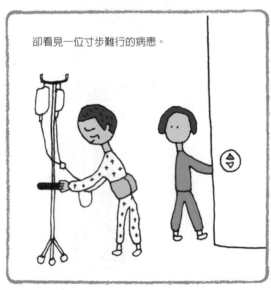

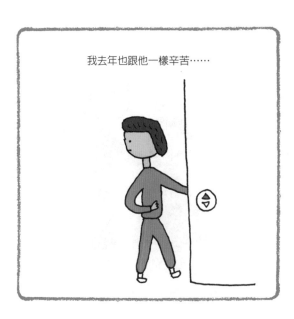

我去年也跟他一樣辛苦……

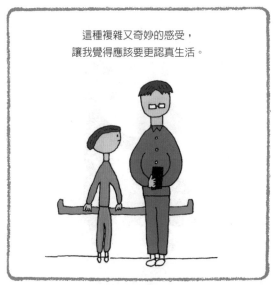

這種複雜又奇妙的感受，
讓我覺得應該要更認真生活。

## 「氣突沉（氣氛突然沉默）」

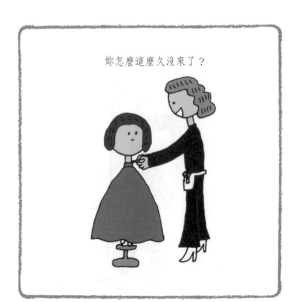

妳怎麼這麼久沒來了？

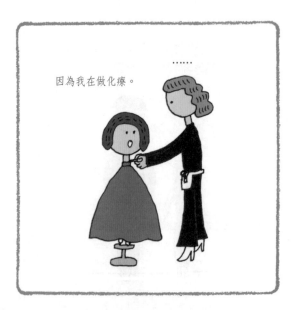

‥‥‥‥

因為我在做化療。

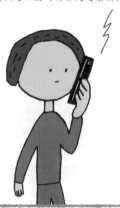

尹智會作家，我們想跟您合作，
請問您目前的行程是怎麼安排的呢？

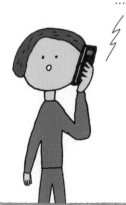

我目前正在做化療，
短期內可能有困難喔。

「氣突沉」就是別人聽到我正在**做化療**的反應。

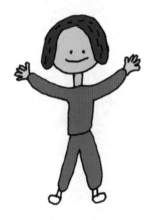

# 分不清楚

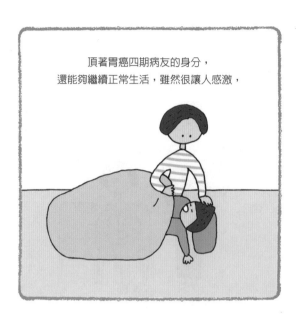

頂著胃癌四期病友的身分，
還能夠繼續正常生活，雖然很讓人感激，

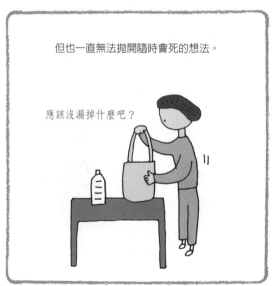

但也一直無法拋開隨時會死的想法。

應該沒漏掉什麼吧？

睽違六星期再去看診，
在等電腦斷層掃描結果時，我依然這麼想。

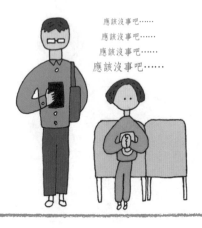

醫生為我看診的時間只有兩到三分鐘，
我們先簡單地問候了一下。

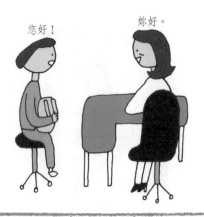

電腦斷層的結果沒有什麼問題，
以前癌症發展到這個程度是很難治療的，
但現在的藥比較好，所以妳的狀況也慢慢恢復了，
不過因為是四期的關係，所以要花比較久的時間。

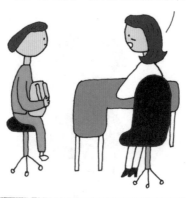

短暫的診療結束後，我一直回想醫生所說的話。

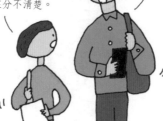

要五年之後才會知道吧，
現在怎麼會知道？
第四年還有可能會復發，
所以更要小心啊。

老公，
這表示我有機會痊癒囉？
醫生的話到底是好是壞，
我實在分不清楚。

開始做化療之後，
心情就像是上完廁所但屁股沒擦乾淨一樣，
一直覺得不太舒服。

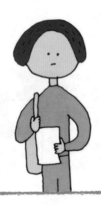

一想到原本每三星期一次的療程，
改為每六星期一次，
就覺得實在太好了……

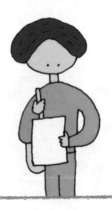

想想去年，

就會安慰自己「至少現在好多了」，

心裡也會覺得比較舒坦。

風很涼爽，
天氣真好，
真好，真棒！

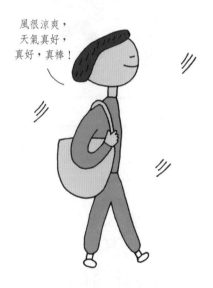

# 日常生活中的好事

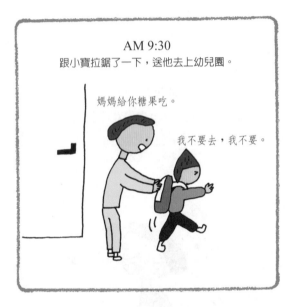

AM 9:30
跟小寶拉鋸了一下，送他去上幼兒園。

媽媽給你糖果吃。

我不要去，我不要。

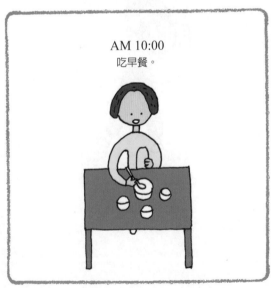

AM 10:00
吃早餐。

AM 10:30
吃藥。

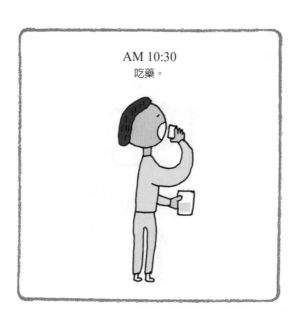

AM 11:00
打掃一下家裡。

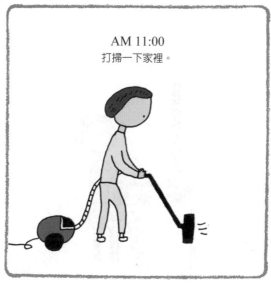

**PM 12:00**
泡一杯三合一咖啡，坐在電腦前面。

咖啡就是要
喝三合一。

**PM 1:00**
屬於我的時間，我總是用來畫畫。

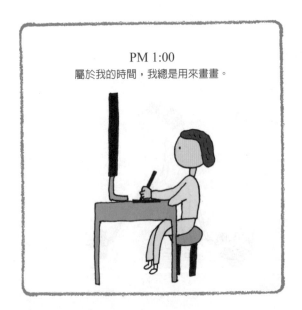

PM 2:00
吃午餐。

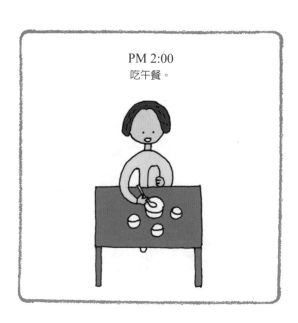

PM 3:00
認真準備繪本。

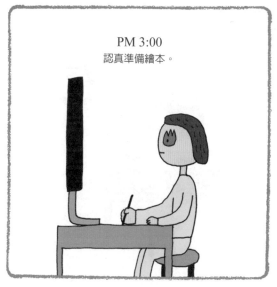

啊啊啊，終於只剩下一張了！

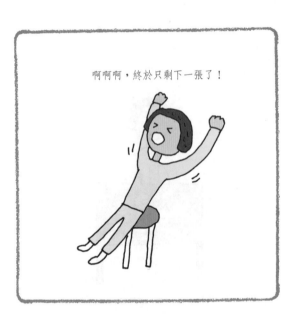

居然已經四點多了，
該去接小寶下課了。

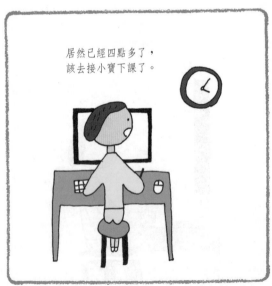

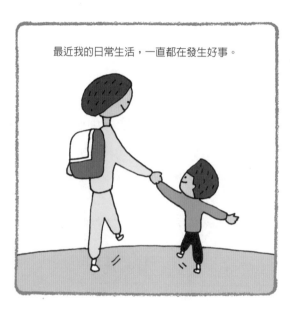

最近我的日常生活，一直都在發生好事。

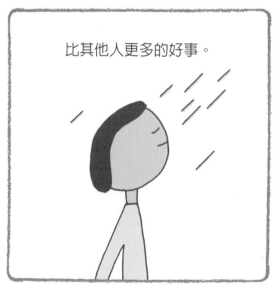

比其他人更多的好事。

# 2月的日記

老公晚上十點要我煮泡麵給他吃。

手術之後我從來沒吃過泡麵，那嗆辣的味道、Q彈的麵條，都在吸引著我，如果跟平常一樣我應該會忍住，但這次卻徹底敗給了泡麵。

睽違一年再嚐到泡麵的滋味，真是來自天堂的美食。

雖然無法吃太多，但我還是越來越嘴饞。


這是去婆家的路上發生的事。

小寶開口說：

「媽媽，天上有雲耶！」

「還有太極旗喔！」

「小寶認得太極旗嗎？好厲害喔！」

「是自卸卡車！」

「是水泥攪拌車！」

把小寶帶去婆家後，小寶在奶奶的懷裡，以悲傷的表情對著我說：「媽媽，去醫院路上要小心」，目送著我離開。

這個四歲的孩子正在學說話，真希望能夠趕快多跟他說點有趣的事情，而不是整天只講醫院的事。

小寶，再等媽媽一下喔！

Q. 治療是怎麼進行的？

A. 醫院推測是胃癌三期並動了手術，但卻發現癌細胞轉移至大腸、大網膜、腹膜、淋巴結等地方。幸好眼睛所見的腫瘤都能夠切除，但轉移至腹膜的癌細胞因為無法切除，所以還留在身體裡。接著便每三星期注射鉑瑞停注射劑，搭配口服藥截瘤達，總共八次的標準抗癌療程結束後，接下來十個月再服用截瘤達。手術至今已經一年六個月，癌細胞已轉移至卵巢，必須要再動手術，並且搭配紫杉醇、欣銳擇等標靶藥物做化療。

Q. 化療導致的疼痛是從什麼時候開始的？

A. 胃癌是發生在消化器官的癌症，跟其他癌症不同，吃東西的時候感到最為痛苦，經常連水都沒辦法喝。我送過兩次急診，醫生也兩次減輕我的藥物劑量，然後才比較能吃東西，那是從第五次化療開始發生的事。我躺了十天，接下來十天才稍微可以動、可以吃。依照癌症的類型可能會有些不同，但體力不差的人基本上都能撐住。

Q. 有做其他的輔助治療，或服用其他的藥物嗎？

A. 我做了很多輔助治療，也吃了很多藥。我曾經做過的有高週波治療和槲寄生注射。輔助的藥物則有稍微吃一點，以不會對肝指數帶來影響的藥物為主，另外也有喝蔬菜汁、玄米茶、排毒果汁等。雖不知道能帶來什麼幫助，但我秉持著寧可信其有的心情，直到現在都堅持這麼做。我覺得找到適合自己的輔助治療方案是最重要的。

Q. 日常生活能維持在哪個程度呢？

A. 每個人都不太一樣，但像我每次做完鉑瑞停、截瘤達的治療後，就有一半的時間幾乎無法正常生活，只能躺在床上，剩下一半的時間則有體力可以簡單走動。住在釜山的娘家媽媽會過來照顧我跟兒子，一個月裡有十天是請婆婆幫忙。化療真的很痛苦，我也曾經休息過一個禮拜，那時候我就可以到附近的公園去玩。

u__jin：我爺爺雖然曾經是癌症末期的病患，但現在已經痊癒了喔。當初聽到癌細胞擴散得很快，不知道該從哪裡開始治療才好就放聲大哭，但不知不覺也已經過了九年。當時爺爺大約75歲左右，但還是康復了。老師您也一定會好起來，可以跟孩子一起出去玩的。不要放棄希望，加油，我支持妳！

junhoojeon：2016年我媽媽的喉嚨發現一個腫塊，覺得不太尋常，聽了韓醫師的建議之後我們便去檢查，結果被診斷為即將發展成四期的肺癌三期。由於癌細胞已經轉移，所以無法動手術，最後決定服用韓藥搭配化療。在打化療的藥之前，會先打降低化學藥物毒性的藥針，平常也會每天做艾灸。

很快地癌細胞的範圍縮小到連醫師都感到驚訝的程度，但也不是完全被消滅。現在則服用截剋瘤藥丸，持續進行化療，但卻沒有因此暴瘦。

我是想說，在做化療的同時，也需要搭配能夠保護身體的替代療法或是韓方治療，在做化療的時候一定要堅定意志，但這真的很不容易。

我希望老師能早日康復，所以才鼓起勇氣來留言。

soso_hyeon12：我媽媽也被診斷說是大腸癌，醫生說她只能再活五個月。

雖然醫院說動手術也沒用，但在我們的懇求之下，還是動了手術。手術後展開非常痛苦的化療，頭髮都掉光了。

而且不久之後，癌細胞轉移到胃部，媽媽又開始痛苦的生活，但結論是……十年後的現在，我媽媽確定已經完全康復，現在過得非常好。

她總是說人要樂觀地活著，而且意志非常堅強。過去他的飲食以自己種植的蔬菜為主，很少吃補品，而且每天一大早都會出門運動。而當時已經快要60歲的他，雖被醫生宣告只剩下五個月的生命，但現在卻奇蹟般地比任何人都健康，希望老師您也要以樂觀的心情對抗病魔！


j.bn22：去年我爸爸突然病倒了，因為腦中風而動了手術，出院之後卻又因為心臟麻痺再度住院，緊接著住院中的他又被確診為胃癌末期。不是初期而是末期這件事雖然令人驚訝，但我們還是相信只要做化療就會好，只是沒想到他又因為腦中風而倒下來。

醫院說他撐不過一天，我們全家人都陷入愁雲慘霧之中。

接著便每兩週進行一次化療，有時候會因為血液數值和體力的關係改成三週。癌症雖然也有影響，但腦中風的後遺症使我爸的生活幾乎無法自理，說話也不如過去那樣清楚，當時真的非常痛苦。就這樣做了12次的化療，最後檢查時卻發生了奇蹟！原本因為胃癌末期而被認為沒有希望，但癌細胞卻全部消失了。

不過癌症很容易復發，所以現在還是會注射藥物以提升免疫力。除了癌症治外，我爸爸還有腦中風的問題要克服，但跨越了這道難關，也使我們全家人都有了希望。請絕對不要放棄希望，要以樂觀的心情看待這一切。


yul__moo：我在2006年確診為急性骨髓性白血病，做了化療和骨髓移植，度過了一段相當痛苦的抗癌生活。雖然在很久以前醫生就已經判斷我痊癒，但當時的事情真是讓我的世界暗無天日。

當時，比我早十年抗癌成功的患者，曾經寄信給無菌室裡的許多病患，那些信鼓舞了我，所以我也想對老師您說聲加油。

當時他們的信中寫著聽從並相信醫生的指示，好好接受治療，以樂觀的心態照顧身體，痛苦的時間很快就會過去，而我只是想「到底要等多久？這個人居然說得出『不知不覺就

過了十年』這句話？真的好羨慕。我也會有這樣的一天嗎？那天什麼時候會來？」

當時我覺得每天都很痛苦，有時候握著手上那一把藥，看著因為藥的副作用而腫脹不堪的臉和身體，甚至會想「何必活得這麼痛苦」，不好的想法瞬間閃過腦海。

但就像信中所說的一樣，只要秉持著樂觀的心情，不要去在意自己的病，好好照顧自己的身體，好日子很快就來了。希望老師您能夠分享我的好運，一定要戰勝病魔、恢復健康。

對了，我會跟父母親一起到郊外散步、兜風，還會去海邊玩，也經常親近大自然，推薦老師您可以多從事這些活動，加油！


schunkihaming：我媽媽五年前確診為乳癌三期，她動完手術後我們就分開生活了一年，所以我幾乎沒看到她做化療的樣子，看了老師您的日記之後，我想「我媽媽應該也是這樣」。媽媽說因為副作用很強，所以掉了很多頭髮、沒辦法吃東西，但五年後的現在她非常健康，也慢慢康復中，希望老師您會跟我媽媽一樣恢復健康！

大家好嗎?

各位追蹤的讀者,我是尹智會的媽媽。

很感謝大家一直以來的踴躍留言,對我女兒在網路發表的圖畫,傳達如家人般的愛、支持與真誠的祈禱。

為了報答這份恩情,我以kookkook這個帳號,為每一個人的留言按下了讚。

能夠撐過困難走到今天,都是因為各位的支持,這帶給我們很大的力量。

但今天又有個如晴天霹靂般的結果出來,實在是令我們吃驚到連哭都哭不出來,女兒跟我又再次投入戰鬥準備,而這也令我們身心俱疲。

回到家準備晚餐時,我一直覺得很心痛,差點就讓女兒看見我脆弱的一面。

我女兒的狀況雖然不好,但還是為了擔心她的人上傳了幾張圖,文章發布瞬間就有了2000個留言,我一一閱讀這些留言,一直忍耐至今的淚水也終於潰堤,因為大家真的真心地為智會禱告,也全心全意地在安慰她、替她加油打氣,這令我感動又感激。

女兒跟我再度下定決心，無論面對什麼情況，都不要感到絕望，要帶著希望來對抗疾病。

我現在也決定放下所有的一切，全心照顧女兒的健康，一定會讓大家看到好結果的。

未來也請大家給我們更多留言、更多勇氣。

來自世界各地的加油訊息、醫療從業人員的建議、處境比我們更艱難的病友的留言，我會將所有人的鼓勵都銘記在心。

這麼多人所給予的愛，肯定能夠打倒女兒身上的病魔。

藉著九萬名追蹤者感動上天的鼓勵，我答應大家我們一定會克服病魔。

祝大家有個美好的夜晚，並希望大家每天都能過得幸福。

2019.9.2.夜—智會媽媽，小寶的外婆

我仍然會到醫院做化療。

我總會想起醫生那句「癌症不知何時會擴散開來」，每隔三個月要做電腦斷層掃描時，總會非常緊張。

但幸好只靠鉑瑞停注射劑與截瘤達口服藥，順利完成了八次的療程，接下來十個月只需要口服藥的療程，讓我開始能夠慢慢享受珍貴的日常生活。

我開始運動、工作，過著那段時間無法享受的時光。

藥物使我的消化能力變差，必須經常去上廁所，也讓我越來越瘦。某天我聽到醫生說我的癌細胞轉移至卵巢，必須開始做標靶治療。

撐了一年六個月又再度回到原點，但我已經不像去年那麼絕望了。

反而抱了抱好不容易撐到現在的自己，也放棄了對頭髮的執著。

「拍拍……辛苦了，智會。再稍等一下，我一定會贏的。」

醫生說一年內復發的機率是百分之80，既然我都克服這個令人絕望的百分之80了，相信未來肯定也能夠跨越這道阻礙。

時間不斷地流逝著，而今天的我還活著。


呀呼！活過一年了！

K原創 0720008

只是哭沒有用：
人生無法隨心所欲，但對抗疾病隨我高興

作　者｜尹智會
譯　者｜陳品芳

出版者｜大田出版有限公司
台北市一〇四四五 中山北路二段二十六巷二號二樓
E-m a i l｜titan3@ms22.hinet.net　http：//www.titan3.com.tw
編輯部專線｜(02) 2562-1383　傳真：(02) 2581-8761

總　編　輯｜莊培園
副總編輯｜蔡鳳儀
行銷企劃｜陳映璇／王羿婷
校　　對｜黃薇霓／金文蕙

初　　刷｜二〇二〇年六月一日　定價：四九〇元

總　經　銷｜知己圖書股份有限公司
台　北｜一〇六 台北市大安區辛亥路一段三十號九樓
TEL：02-2367-2044 / 2367-2047 FAX：02-2363-5741
台　中｜四〇七 台中市西屯區工業三十路一號一樓
TEL：04-2359-5819 FAX：04-2359-5493
E-m a i l｜service@morningstar.com.tw
網路書店｜http://www.morningstar.com.tw
郵政劃撥｜15060393（知己圖書股份有限公司）
印　　刷｜上好印刷股份有限公司
國際書碼｜978-986-179-594-2　CIP：417.8/109005333

① 填回函雙重禮
① 立即送購書優惠券
② 抽獎小禮物

國家圖書館出版品預行編目資料

只是哭沒有用 / 尹智會 圖文；陳品芳譯．
──初版──臺北市：大田，2020.06
面；公分 .──（K原創；008）

ISBN 978-986-179-594-2（平裝）

417.8　　　　　　　　　　　　109005333